RECHERCHES PRATIQUES

SUR LA

PHTHISIE PULMONAIRE.

1° RÉFUTATION DE SON INCURABILITÉ TROP GÉNÉRALE-
MENT ADMISE; OBSERVATIONS DE PHTHISIES GUÉRIES;
2° DANGERS ET ABUS DE LA MÉTHODE DÉBILITANTE DANS
LE TRAITEMENT DE CETTE MALADIE.

Par DARDONVILLE,

DOCTEUR MÉDECIN DE LA FACULTÉ DE MÉDECINE DE PARIS, EX-MÉDECIN INTERNE DE
L'HÔTEL-DIEU DE PARIS ET DE L'HÔPITAL S.-LOUIS, MEMBRE DE PLUSIEURS ACADÉMIES
ET SOCIÉTÉS SAVANTES DE PARIS, DE LYON, DE ROUEN, DE METZ, D'ORLÉANS, etc.

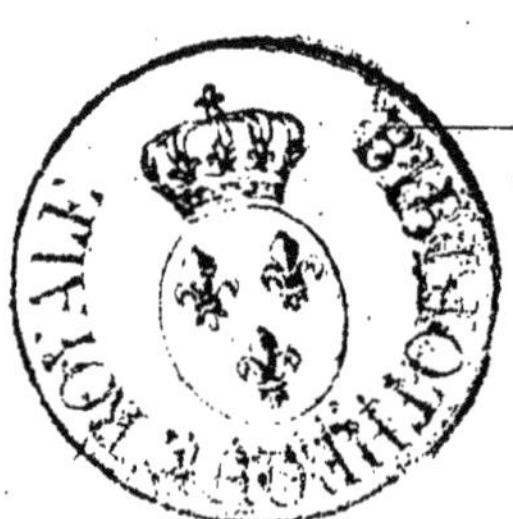

A PARIS,

CHEZ L'AUTEUR, RUE SAINTE-ANNE, N° 63;

ET CHEZ BÉCHET, LIBRAIRE, PLACE DE L'ÉCOLE DE MÉDECINE.

IMPRIMERIE DE FIRMIN DIDOT, RUE JACOB, N° 24.

A Monsieur Alibert,

Premier Médecin ordinaire du Roi, Médecin en chef de l'hôpital Saint=Louis, Professeur de la Faculté de Médecine de Paris, &c.

Témoignage de respect et de reconnaissance.

H. DARDONVILLE.

DE LA PHTHISIE

PULMONAIRE.

De toutes les maladies qui affligent l'humanité, la plus destructive, sans contredit, est la Phthisie pulmonaire, qui moissonne dans sa fleur une grande partie de la population, qui sème le deuil dans les familles, et qui leur ravit, à la plus belle époque de la vie, leurs plus douces espérances. Un teint qui se fane et qui se décompose; une organisation qui s'altère; un corps qui languit et qui s'éteint dans la vigueur de la jeunesse: tel est le caractère, tels sont les ravages qu'elle exerce, et à l'égard desquels la médecine, si ingénieuse et si active, semble, jusqu'à ce jour, s'accuser d'une triste impuissance.

Guidé par mes essais, averti par ma propre expérience, par celle des grands maîtres, j'entreprends en ce moment de combattre l'opinion, trop généralement établie, sur l'incurabilité de cette maladie. Je me propose d'indiquer les dangers, et de révéler les abus

1

de la méthode débilitante, qu'on emploie trop communément et aujourd'hui plus que jamais. Dans cette réfutation, si intéressante par son objet, je me fonderai moins sur des conjectures vagues que sur des résultats pratiques et sur l'analyse d'observations constantes. Médecin, je dois à mon art, homme, je dois à mes semblables de rectifier l'opinion commune, d'en consacrer une plus consolante, et de publier les idées nouvelles que des observations m'ont mis dans le cas de concevoir sur cette importante matière.

Comme tous les praticiens, j'avais, dès mes premiers pas dans la carrière, été frappé du grand nombre des phthisies pulmonaires; mais dans aucun pays, je n'ai vu cette maladie aussi fréquente, ni aussi grave qu'à Vienne en Autriche : son énergie y est telle qu'on la juge incurable dès sa naissance, et que ses premiers symptômes portent le découragement dans l'ame du médecin. Cette remarque, que je fis, il y a quelques années, à une époque où j'étais à Vienne, en 1814, m'inspira la résolution d'étudier plus particulièrement le caractère de ce fléau. Je voulus suivre les progrès de la phthisie dans un lieu où elle règne avec tant de fureur; je voulus en pénétrer les causes. Je ne pouvais m'imaginer que les ressources de l'art, si grandes, si efficaces dans la plupart des autres maladies, fussent aussi bornées dans celle-ci. Il me sembla que l'opinion de son incurabilité, transmise par des autorités respectables, avait été trop facilement adoptée; qu'elle avait ralenti les efforts des médecins, qui, au lieu de varier leur traitement et d'attaquer le mal dès son principe, se contentent ordinairement d'une cure palliative, confient à la nature épuisée le soin de se rétablir elle-même, ou se bornent à prescrire un régime débilitant, sous la dénomination banale d'*adoucissant*. Ces doutes échauffèrent mon zèle; l'amour de l'humanité, la noble passion de mon art, m'encouragèrent au travail dont je soumets en ce moment les résultats au public. Toutefois, avant d'entrer en matière, il n'est pas inutile d'indiquer la marche que j'ai suivie, et de faire connaître l'ordre que j'ai mis dans mes recherches.

Il fallait d'abord me fixer sur les idées reçues, sur les méthodes adoptées à l'égard de la phthisie pulmonaire. Dans cette vue, j'ai consulté les auteurs qui ont écrits sur ce sujet, et j'ai tâché d'entrer dans leur docte confidence. Il fallait ensuite interroger la pratique, chercher d'utiles révélations; j'ai cru trouver ces révélations dans les faits que la plupart des praticiens se plaisent à citer, comme des phénomènes de guérison qui ont surpassé leur espérance: j'ai cru les trouver dans d'autres observations non moins curieuses, relatives à des malades abandonnés par leur médecin, qu'un régime tout particulier a rendus à la santé. J'ai analysé et comparé entre eux les différents traitements suivis dans ces cures extraordinaires. C'est à la suite de ces observations pratiques, appuyées sur celles faites par moi-même, que j'ai cru pouvoir réfuter la méthode débilitante, dont on abuse tant en France, surtout depuis la nouvelle doctrine de M. Broussais.

Pour apprécier de suite les inconvénients de la mé-

thode débilitante, il est une vérité première qu
frappe l'observateur dans l'examen de la phthisie; c'est
qu'elle se remarque en général plus fréquemment chez
les individus faibles que chez ceux qui sont robustes.
Cette remarque n'est pas seulement applicable à la
phthisie, mais elle l'est encore à un grand nombre de
maladies. Par exemple, un individu, affaibli par une
affection aiguë ou chronique, échappera bien plus
difficilement à l'influence nuisible d'une foule de
causes morbifiques, que l'homme bien portant et robuste. Il est, en un mot, une éternelle vérité, que
tous les efforts du génie inflammatoire de M. Broussais ne pourront jamais parvenir à faire oublier, c'est
que, plus la faiblesse est grande, plus l'irritabilité est
susceptible de se développer, et plus les causes morbifiques ont, par conséquent, d'action. D'où l'on pourrait déjà conclure, que le traitement débilitant ne devrait pas être aussi exclusivement employé qu'il l'est
de nos jours dans le traitement de la phthisie; que le
grand art dans le traitement de cette maladie, comme
dans celui d'un grand nombre d'autres, ne consiste
pas toujours à saigner et à débiliter; qu'il faut in-
voquer d'autres moyens pour détruire l'irritation et
arrêter la désorganisation qui menace les organes malades. Cependant, quoique nous soutenions ici que
la débilité joue un grand rôle dans le développement
de la phthisie, nous sommes loin de la considérer, à
l'exemple de Brown, comme la cause exclusive de cette
affection, et comme celle de toutes les maladies; seulement nous pensons qu'elle est funeste par elle-même,

en rendant les organes plus susceptibles de recevoir des impressions nuisibles, et pouvant ralentir et même empêcher la résolution des organes lésés.

Si l'on cherche les causes prédisposantes de la phthisie, on les trouvera parmi celles qui énervent le corps : telles sont, les privations sans nombre ; les aliments de mauvaise nature, peu substantiels ; les évacuations copieuses ; la masturbation, ou l'abus des femmes ; les hémorragies fréquentes ; les études nocturnes ; les passions tristes ; le séjour dans les lieux humides ou privés d'air ; la vie trop sédentaire, etc.

De même, si l'on examine les individus sur lesquels la phthisie agit plus particulièrement, ils portent tous, à raison de leur âge, de leur sexe, de leur tempérament, le caractère de la faiblesse. Cette maladie affecte plutôt les femmes que les hommes ; les adolescents, que l'homme arrivé au milieu de la vie ; les tempéraments lymphatiques et nerveux, que les sanguins et les bilieux. On remarque, en général, que les constitutions fermes et robustes en sont bien moins fréquemment atteintes ; le contraire s'observe chez les personnes délicates. Ainsi, elle se rencontre plus particulièrement chez les jeunes gens d'une stature haute, qui, à l'étroite capacité de la poitrine, joignent une complexion délicate, les omoplates saillantes, les membres supérieurs allongés, une peau fine et blanche. Si nous recherchons encore les classes de la société qui s'en trouvent plus fréquemment atteintes, nous verrons qu'elle s'observe plus rarement chez l'homme des champs, et qu'au contraire, il est peu de familles au sein des grandes villes, qui ne comptent une ou plusieurs victimes. « Les grandes cités, « dit J.-J. Rousseau, sont les gouffres de l'espèce humaine; au bout de quelques générations, il faut les « renouveler, et c'est toujours, continue-t-il, la campagne qui fournit ce renouvellement. »

Si nous parcourons les siècles, les époques où cette maladie produisit le plus de ravages, où sa fréquence s'est le plus remarquée, nous verrons qu'elle a suivi chez les peuples l'accroissement de la population et de l'affaiblissement relatif des forces physiques de l'homme; nous verrons qu'elle était moins fréquente chez les anciens, leur genre de vie, leurs habitudes, tendant plutôt à fortifier le corps qu'à l'énerver. Tout le contraire s'observe de nos jours: tout ce qui peut, en effet, favoriser le développement des forces physiques est totalement négligé, même inconnu dans l'éducation; tout est sacrifié au développement des facultés intellectuelles; on veut faire des enfants de petits prodiges d'esprit, et non des hommes. On ne réfléchit pas que ces facultés précoces ne s'acquièrent qu'aux dépens du développement du physique; et on est tout étonné, au moment d'en jouir, de voir toutes les plus belles espérances s'évanouir; une chétive organisation influencer, par la suite, les facultés du cerveau; des enfants surprenants en savoir, devenir plus que médiocres. Le *sensorium commune*, ainsi que tout le système sensitif, prend un développement disproportionné à celui des autres organes; aussi, cet état donne aux passions un développement prématuré, surtout le besoin de se reproduire devance de beaucoup l'époque fixée par la nature. « Des naturalistes, dit Baumes, ont remar-« qué dans quelques insectes que la faculté de se re-« produire est inhérente aux heures de leur exis-« tence, parce que l'instant qui les anime n'est pas « éloigné de l'époque de leur destruction. » Mais ce rapprochement est plus ingénieux qu'exact; ces désirs, aussi précoces qu'ardents, dépendent plutôt de l'excès d'irritabilité constitutionnelle, qu'ils ne sont une conséquence du peu d'années réservées au phthisique.

Si l'on jette également un regard observateur sur les diverses conditions de la société, on verra que la phthisie exerce encore plus particulièrement son empire sur les professions qui débilitent. C'est ainsi que les lessiveuses, les amidonniers, les papetiers, les corroyeurs, les fabricants de chandelles, les fossoyeurs, les tisserands, en un mot, tous ceux qui respirent ou qui sont environnés d'un air humide, chargé de principes plus ou moins délétères, y sont très-fréquemment exposés; la sécrétion cutanée se trouvant arrêtée et répercutée, et l'atmosphère humide relâchant tous les systêmes, les disposent à contracter facilement des affections catarrhales rebelles, qui deviennent d'autant plus graves qu'elles développent le plus constamment des tubercules. Tant qu'ils sont robustes, ils résistent à ces causes occasionnelles; mais une fois qu'ils ont vécu quelques années, constamment plongés dans une atmosphère humide, les divers tissus de l'économie se relâchent, et la force, cette puissance qui entretient toutes nos fonctions dans une harmonie parfaite, une fois détruite, ils échappent difficilement à la phthisie ; la plus petite répercussion amène insensiblement alors des altérations organiques incurables, des indurations, des tubercules, et des ulcères plus ou moins nombreux.

Ce que j'avance, me paraît tellement exact, qu'en faisant abstraction des individus, ne considérant que l'influence des climats et des saisons, on verra que des phthisies nombreuses sont survenues à la suite de causes excitantes et débilitantes tout à la fois, existant dans l'atmosphère. Si l'on veut s'en convaincre, qu'on interroge l'expérience et l'histoire de quelques épidémies catarrhales qui ont régné, à différentes époques, en Europe, et laissé après elles tant de phthisies. Celles de 1574, si bien décrites par Baillou ; de 1658, par Willis ; de 1669, par Ethmuller ; de 1702, par Sydenham ; de 1704, par Baglivi, etc., etc. ; elles nous convaincront plus encore de cette vérité, et du danger de cette exclusive méthode débilitante, aqueuse, qui, sous Willis, moissonna tous les êtres faibles qui en furent frappés.

L'époque à laquelle cette maladie se développe ne servira pas moins à résoudre cette question. Nous la voyons plutôt se déclarer à un âge où le corps n'a pas encore pris tout son développement, que lorsqu'il est au milieu de l'âge et de la force ; à une époque où il se trouve affaibli par une croissance plus ou moins rapide, qui est à peine achevée au moment où les passions naissent, et auxquelles le jeune homme doué d'une grande sensibilité se livre sans réserve : à cette belle époque de la vie, ses sensations vives l'entraînent au-delà de la modération; sans expérience, séduit par leurs charmes trompeurs, rarement il n'en abuse pas; il ne célèbre souvent que trop cruellement leur naissance en s'énervant par la masturbation, l'abus des femmes, et par des études forcées, etc. Ces causes ont une action d'autant plus funeste qu'à cette époque de la vie, il se fait une révolution très-marquée sur l'appareil pulmonaire, qui accroît la sensibilité et l'afflux des fluides vers ces organes.

Aussi est-ce, dans les vingt-cinq premières années de la vie, que l'on voit cette maladie étendre plus particulièrement ses ravages. Vous l'observerez aussi plus communément dans les tempéraments qui dénotent la faiblesse; plus souvent chez le lymphatique que chez le nerveux; chez ce dernier plutôt que chez les tempéraments essentiellement sanguins et bilieux, emblêmes de la forme physique et morale.

Le siége des tubercules va encore fortifier notre opinion; nous les voyons en effet se développer dans le système lymphatique, dans un système où les propriétés vitales sont peu actives, le mouvement des fluides qui les traversent presque insensible; aussi, toutes ses affections sont-elles, pour la plupart, chroniques, et ne cèdent-elles souvent qu'aux fortifiants.

Jusqu'à la marche de cette maladie, tout en elle accuse la faiblesse des organes : elle procède presque toujours d'une manière lente et incertaine ; elle ne parvient qu'à la longue à avoir une forme exacte et déterminée ; elle ne produit d'abord que quelques symptômes obscurs ; sa marche est si cachée dans ses premiers temps, qu'il est difficile de la distinguer, dans le principe, d'un rhume simple ou d'un catarrhe prolongé.

D'après ces premières observations, dont l'exactitude ne saurait être contestée, on sent déja combien est opposé à son but le traitement qui, au lieu de fortifier des organes altérés, tend à les débiliter et à les affaiblir encore. Cependant, de tous les moyens admis pour combattre la phthisie, il n'en est aucun qui ait été plus employé que le traitement débilitant : séduit par quelques avantages particuliers qu'on en a tirés, on a voulu s'en servir dans tous les cas et à toutes les époques de la maladie. On ne s'est point aperçu qu'on aggravait le mal, en cherchant à le calmer par des soulagements momentanés : dégrader l'estomac par d'abondantes boissons ; l'épuiser par de fréquentes saignées, soit locales, soit générales, sont des moyens bien impuissants pour détruire la constitution phthisique, et pour arrêter, dis-je, la phthisie constitutionnelle dans ses deux premières périodes.

Mais c'est peu d'indiquer les inconvénients de la méthode débilitante, il importe plus encore d'examiner les divers procédés qui entrent dans les combinaisons du régime débilitant, ainsi que les causes occasionnelles : car tout en réfutant la méthode débilitante, nous sommes loin de considérer, à l'exemple de Brown

et de ses partisans surtout, la faiblesse comme cause
exclusive de cette maladie. Seulement notre but est
de prouver, qu'elle prédispose beaucoup à cette maladie, qu'elle donne plus d'empire aux causes occasionnelles, et qu'une méthode qui tend à l'augmenter,
doit aggraver les accidents, au lieu de les détruire. Ce
n'est point en privant le phthisique de sang, que l'on
détruit la cause de son mal.

Comment la débilité dispose-t-elle nos divers systêmes à l'état pathologique? Est-ce par l'atonie exclusive des tissus, qui donne plus de prises aux excitants?
ou par toute autre cause?

S'il est des phénomènes dans la nature, qu'on doive
se contenter d'observer, et qu'on ne peut guère se
permettre d'expliquer sans craindre de se perdre dans
le vague des hypothèses, c'est bien ici le cas d'être
réservé sur les explications : tout ce que nous en
savons, c'est que constamment l'irritabilité est plus
développée chez les êtres faibles; et que plus la débilité
est grande, plus les causes ou principes morbifiques
ont d'action sur les divers systêmes de l'économie,
et d'autant plus qu'ils sont doués d'une grande sensibilité, et chargés de fonctions importantes.

Ainsi, on voit déja par avance, qu'une méthode pro-
phylactique et curative qui serait basée exclusivement
sur la doctrine de Brown, ou de M. Broussais, serait funeste; l'un ne voyant que débilité dans tous les cas,
et l'autre qu'inflammation idiopatique ou sympathique,
résultat le plus constant des causes premières; l'un
n'invoquant contre la phthisie que les toniques, l'autre

tous les antiphlogistiques les plus puissants , la saignée, la diète, et les boissons les plus aqueuses. L'auteur du dernier système pense qu'on ne peut détruire sûrement toute espèce d'irritation ou d'inflammation, que par la soustraction du sang de l'organe
ou système irrité, n'en exceptant pas même les affections scrophuleuses et vénériennes. « La syphilis,
« dit M. Broussais, est une irritation qui affecte l'ex-
« térieur du corps aussi-bien que les scrophules, et
« l'on prévient sa répétition, qui forme la diathèse, en
« l'attaquant, dans son début, par les antiphlogistiques
« locaux, et surtout par des sangsues abondantes. »

« L'irritation syphilitique invétérée, cède aux anti-
« phlogistiques et à l'abstinence ; mais comme cette
« cure est pénible, on préfère le mercure et les sudo
« rifiques. » (*Propositions de méd.* , CDV et CDVI.)

Et comme on peut tout expliquer à l'aide d'une
théorie , il avance dans la proposition CDVII, « que le
« mercure, les sudorifiques, et autres stimulants, ne gué-
« rissent la syphilis qu'en exerçant la révulsion sur les
« capillaires dépurateurs; mais il faut qu'elle soit se-
« condée par l'abstinence, car une hématose trop co-
« pieuse entretient l'irritation syphilitique. »

Ainsi la syphilis, d'après cet auteur, n'est point une
affection spécifique, c'est une affection inflammatoire
simple, que l'on peut guérir par la diète, la saignée et
les révulsifs. Le virus vaccin préserve sans doute aussi
de la variole par une puissance révulsive qui est en
lui ?

Mais ne nous arrêtons pas plus long-temps sur ces

subtilités systématiques; les agents thérapeutiques propres à combattre tel ou tel principe morbifique, ou telle
espèce de trouble survenu dans l'économie, font justice de ces chimères : l'action du mercure contre les
lésions déterminées par le vice vénérien ; le virus vaccin préservatif de la variole ; l'action spéciale du
nitre sur les voies urinaires, celle de l'opium sur le
cerveau, celle de l'eau distillée de laurier-cerise
contre les palpitations ; les effets constants du quin-
quina dans toute espèce d'affection intermitente, etc.
prouvent combien il est d'agents médicamenteux qui
peuvent, sans le secours de la saignée et des révulsifs,
détruire un grand nombre d'irritations, et nous font
sentir l'impérieuse nécessité de rechercher les causes
d'une maladie, avant d'y remédier.

« Un médecin, dit Zimmermann, qui ne connaît pas
« les causes des maladies, ou qui ne peut au moins
« déterminer, avec la plus grande probabilité, les causes
« possibles dans l'état actuel, n'est pas capable non
« plus de guérir la maladie, parce qu'il ne peut en
« attaquer les causes. »

Les causes de la phthisie, aussi nombreuses que variées, ont fixé, dans tous les temps, l'attention des médecins ; beaucoup même ont cru que chaque cause
déterminait une espèce de phthisie toute particulière,
et ont formé, d'après cette manière de juger, autant
d'espèces ou de variétés qu'ils ont reconnu de causes :
c'est ainsi que nous voyons Sauvage en admettre vingt
espèces ; Portal, quinze ; Tourtelle, quatorze ; Brieude,
trente ou quarante, etc. Mais si ces divisions ont

l'avantage de fixer l'attention des praticiens sur chaque
cause en particulier, elles ont le grave inconvénient de
donner une fausse idée du véritable caractère de l'altération organique qu'elles peuvent occasionner ; elles
portent à croire qu'elle diffère suivant chaque cause,
tandis que l'anatomie pathologique nous démontre aujourd'hui le contraire : en effet, la plupart d'entre elles
occasionnent ou la dégénérescence tuberculeuse, ou
l'ulcération du poumon, et celle-ci même n'est souvent que consécutive à la première ; néanmoins, quoique le résultat soit tel, on ne doit jamais perdre de
vue la principale cause, chacune d'elle pouvant exiger
une modification particulière dans le cours du traitement.

M. Bayle a admis aussi différentes espèces de phthisie, et un grand nombre de variétés : les premières
sont établies d'après la nature de l'altération ; les dernières, d'après celle des causes.

Les premières sont : la phthisie tuberculeuse ; la granuleuse, l'ulcéreuse ; la phthisie avec mélanose ; la
cancereuse, et l'ulcéreuse.

Telle est cette division, qui cadrerait mieux dans un
traité d'anatomie pathologique, que dans un traité
de médecine pratique : ensuite elle ne me paraît pas
exacte, surtout, pour une espèce ; elle peut donner
une fausse idée de ces désordres organiques. Ainsi, par
exemple, la phthisie tuberculeuse et la granuleuse ne
sont que la même lésion ; seulement les granulations ne
me semblent être que des tubercules anciens arrêtés
dans leur développement, qui n'ont pu se résoudre

entièrement, et qui, après un certain laps de temps,
deviennent durs et comme cartilagineux.

« Ces granulations, dit Bayle, paraissent de nature
« et de consistance cartilagineuse ; leur volume varie
« depuis la grosseur d'un grain de millet, jusqu'à celle
« d'un grain de blé ; elles ne sont jamais opaques, et
« elles ne se confondent pas. Ces divers caractères les
« distinguent parfaitement des tubercules miliaires qui
« ont le même volume, mais qui sont toujours gris ou
« blancs et opaques, et qui finissent par se fondre en
« totalité. »

Ce qui nous prouve qu'ils ne sont que des tubercules anciens arrêtés dans leurs développements, c'est
que vous ne les observez que dans les phthisies anciennes, qu'un traitement plus ou moins méthodique,
ou que des circonstances heureuses ont arrêtées dans
leur marche. Aussi n'observe-t-on cette variété, que
de l'âge de trente à soixante, et jamais, ou très-rare-
ment, de dix-huit à trente. Cette remarque, qui a
échappé à la sagacité de l'auteur que je réfute, est
confirmée par ses propres observations : il avait bien
saisi, il est vrai, la nuance anatomico-pathologique ;
mais la cause de cette différence n'ayant pas été re-
connue par lui, il a été porté à diviser la phthisie tuberculeuse ainsi que nous venons de le voir.

En effet, analysez ses 4ᵉ, 6ᵉ, 7ᵉ, 13ᵉ, 14ᵉ 15ᵉ 16ᵉ,
18ᵉ, et 22ᵉ observations de phthisie granuleuse, vous
verrez que le plus jeune des phthisiques avait trente
ans, et que le plus grand nombre en avaient quarante,
cinquante et soixante. Il me paraît donc évident,

d'après de nombreuses observations que j'ai faites, et d'après l'analyse de celles de M. Bayle, que la phthisie granuleuse n'est que la phthisie tuberculeuse arrêtée dans sa marche. Plus bas, je démontrerai les conséquences pratiques que j'ai tirées de cette remarque, qui m'a paru être de la plus haute importance pour le traitement.

Quant à la phthisie calculeuse, et ulcéreuse, admises par le même auteur, nous ne voyons dans l'une et l'autre qu'un même mode de lésion, c'est-à-dire, l'ulcération constante du poumon : nous ne trouvons pas assez de caractères particuliers à la phthisie calculeuse, pour en faire une espèce particulière ; ce n'est véritablement qu'une simple variété.

Quant aux phthisies cancéreuses, et avec mélanose, nous pensons que ces deux espèces sont assez bien caractérisées, pour faire classe à part : aussi fixeront-elles, par la suite, toute notre attention.

Nous n'en admettrons donc que quatre espèces, les phthisies ulcéreuse, tuberculeuse, cancéreuse, et avec mélanose. Considérant toutes celles admises, par les auteurs, comme de simples variétés, n'ayant point des caractères assez tranchés pour former des espèces particulières, les causes nombreuses de phthisie ne développant le plus constamment que des ulcérations ou des tubercules ; les admettre pourrait donner aux élèves et aux jeunes praticiens, des idées confuses et même fausses sur l'affection qui nous occupe. Je sais, par moi-même, combien il m'en a coûté, dans mes débuts, pour démêler la vérité perdue au milieu de ces divisions et subdivisions de la phthisie. Quelque variées que soient les causes, les désordres qu'elles occasionnent sont en général les mêmes. Survient-il, par exemple, un catarrhe, une pneumonie, une répercussion dartreuse, vénérienne, psorique, variolique, etc., il se développera ou une ulcération, ou une dégénéressence tuberculeuse, suivant la nature de la cause et la constitution du sujet.

L'une, la Phthisie ulcéreuse primitive, est toujours consécutive à une inflammation aiguë ou à une induration qui lui survit, et qui se termine par la suppuration d'une partie du poumon.

L'autre, la phthisie tuberculeuse, plus fréquente que la première, se développe constamment d'une manière insensible, et ne parvient qu'à la longue à avoir une forme exacte et déterminée : dans son principe, elle semble à peine une légère indisposition ; dans son dernier degré, elle dévore, consume, et réduit à l'état de squelette celui dont l'embonpoint, la fraîcheur et la santé paraissaient inaltérables.

Des causes différentes occasionnent l'une et l'autre lésion ; mais la phthisie ulcéreuse primitive est toujours consécutive à une affection inflammatoire du poumon. Une péripneumonie, un catarrhe aigu, une plaie faite avec un corps tranchant ou contondant, la présence de corps étrangers arrêtés dans la substance pulmonaire, l'induration de celle-ci, sont les principales causes de l'ulcération dont il s'agit.

Si ces lésions ne se guérissent pas dans le deuxième ou le troisième septenaire, tous les symptômes de la phthisie se succèdent, avec plus ou moins de rapidité, suivant le degré de l'affection et l'idiosyncrasie du sujet, comme nous le dirons plus loin; car ici nous ne ferons qu'indiquer ses causes, notre intention étant, pour éviter des répétitions, de développer leur mode d'action, lors de la description de cette maladie. Autant les causes de cette espèce de phthisie sont faciles à saisir, autant celles de la phthisie tuberculeuse sont obscures et difficiles par conséquent à bien apprécier. C'est cette même difficulté qui a donné naissance aux nombreuses hypothèses qui se sont succédées, depuis Hipocrate jusqu'à nos jours; c'est elle, par exemple, qui a donné naissance à l'opinion sur la contagion, si généralement admise autrefois, et professée encore de nos jours par de célèbres médecins, en petit nombre, il est vrai. Ainsi M. Beaumes raconte, avec une complaisante crédulité, dans son Traité de Phthisie pulmonaire, l'histoire de plusieurs religieuses, qui moururent successivement de phthisie pour avoir habité l'appartement d'une de leur compagne morte phthisique, quoiqu'on eût eu le soin de livrer aux flammes tous les meubles et effets de la défunte; mais un cordon de sonnette, échappé à l'incendie sanitaire, et recelant le fatal germe, coûta la vie aux diverses religieuses qui le touchèrent.

Panoreli, médecin vénitien, prétend que le pus des phthisiques est tellement contagieux, que les mouches qui l'effleurent tombent mortes aussitôt.

Il parle aussi d'un homme qui tomba mort pour

avoir mis le pied sur le crachat d'un phthisique, et d'un autre qui fut atteint de cette maladie pour avoir respiré la vapeur du pus d'un phthisique qui brûlait sur des charbons. C'est avec de telles fables que l'on a accrédité l'existence de la contagion ; et c'est même la crainte de ce prétendu principe contagieux qui a empêché d'interroger, pendant long-temps, les cadavres des phthisiques, et qui a arrêté, par là, les progrès de la médecine sur ce genre de lésion.

Si la contagion est un être chimérique, il n'en est pas de même de l'hérédité : autant il existe de faits nombreux pour réfuter la première, autant il y en a qui attestent l'existence de l'autre.

Non-seulement l'enfant peut hériter des maladies de son père, mais souvent celui-ci lui transmet son tempérament, ses traits, sa voix et ses passions. On voit, dit Montaigne, «escouler des pères aux enfants, « non-seulement ses marques du corps, mais encore « une ressemblance d'humeur, de complexion et d'in- « clination de l'ame. » (*Essais de Montaigne, page* 400.)

« Étudions, dit M. Portal, les phénomènes de la « nature, lors même qu'elle nous cache les moyens « qu'elle emploie pour les opérer. Sa connaissance est « toujours curieuse, et elle est utile ; elle facilite les « progrès de l'art de guérir : *Rerum eventa magis ar-* « *bitror quam causas quæri oportere, et hoc sum con-* « *tentus quod etiam si quomodo quidquid fiat ignorem* « *quod fiat intelligo.* (CICERO).

M. Baumes admet bien l'hérédité, mais non sans principe contagieux. Voici comme il s'exprime : « Je

« n'hésiterai pas à avancer qu'il existe un virus pulmo-
« nique *sui generis*, qui se transmet avec la semence
« au moment de la conception; qui passe avec le lait
« de la mère à l'enfant, qui reste assoupi dans celui
« qui l'a reçu, et qui ne se développe que par un
« concours de circonstances propices à son incu-
« bation, et pour ainsi dire, à son explosion et à ses
« ravages. »

Tout ce que l'expérience a pu nous révéler sur la
phthisie, sur ses causes prédisposantes et occasionnelles, ne nous permet pas d'admettre cette théorie
de la contagion héréditaire; elle nous paraît même si peu
probable que nous ne nous arrêterons pas à la réfuter.
Comment concevoir, en effet, qu'un virus *sui generis*
puisse se transmettre d'une génération à une autre,
au milieu de la destruction et du renouvellement uni-
versels, qui s'opèrent sans cesse au sein de l'organisation? Comment, échapperait-il à ces lois immuables
de la nutrition et des sécrétions, et se transmettrait-il
fidèlement de génération en génération? Enfin s'il en
était ainsi, qui échapperait à son action?

De toutes les opinions émises sur l'hérédité de la
phthisie, la plus vraisemblable est que l'enfant
hérite de son père ou de sa mère un mode d'organisation tout particulier qui prédispose les poumons à la dégénérescence tuberculeuse; disposition
organique que des circonstances particulières peuvent
changer, atténuer ou accroître. Cette observation,
faite en passant, fixera particulièrement notre attention, lorsque nous nous entretiendrons des moyens

préservatifs de la phthisie : car il est constant, d'après des faits nombreux, 1° que cette organisation phthisique s'accroît avec le développement du corps, surtout si des causes débilitantes nuisent à son développement ; 2° que la disposition phthisique prend surtout un plus grand degré d'activité immédiatement après la puberté, jusqu'à l'âge de vingt à vingt-cinq ans ; comme il est encore démontré qu'elle peut être modifiée, et même détruite à l'aide d'un régime convenable, si toutefois, dès cette époque fatale, on éloigne les causes qui peuvent irriter les organes de la respiration, et débiliter le corps : car, quoique en puisse dire M. Broussais, il est de toute évidence que la débilité donne plus d'influence à cette disposition phthisique héréditaire. Fortifier le corps par de bons aliments, par l'exercice, par un air pur ; éloigner les causes occasionnelles, sont de sûrs moyens de prévenir la phthisie constitutionnelle ou héréditaire. *Infirmitas omnibus morbis latet.* (CELSE.)

L'hérédité, étant une puissante cause prédisposante, et même occasionnelle, de la phthisie, doit sans cesse éveiller l'attention du praticien appelé à soigner un malade né de parents phthisiques. S'il est consulté assez à temps, il doit tout faire pour atténuer cette prédisposition, et remédier promptement aux effets redoutables des causes occasionnelles, devant toujours appréhender qu'elles ne développent des lésions organiques incurables, si elles sont lentement ou tardivement combattues.

De cet aperçu général sur les causes prédisposantes,

nous passons naturellement aux causes les plus ostensibles, appelées occasionnelles, qui viennent généralement féconder, si je puis m'exprimer ainsi, les premières; souvent elles attendent long-temps l'occasion, et le plus souvent une faible impulsion leur suffit pour agir. C'est ainsi, par exemple, que nous voyons, dans bien des cas, un catarrhe, une fluxion de poitrine, une pleuresie des plus simples, développer brusquement une phthisie tuberculeuse héréditaire, ou constitutionnelle; qui, sans de telles causes, se serait développée plus tardivement, et peut-être jamais.

Après ces remarques sur l'hérédité, qui nous paraît être une cause prédisposante et occasionnelle de la phthisie, nous examinerons, comme cause, le rôle actif que joue l'inflammation dans cette maladie. Cette affection du poumon et de ses membranes occasionnant des désordres, suivant sa nature, son siége, et suivant son étendue ou son degré.

Lorsqu'elle occupe presque toute la totalité du poumon, et qu'elle n'est pas vivement combattue, elle occasionne dans cet organe un afflux de sang tel, qu'il survient un état pathologique, appelé hépatisation, état promptement mortel, s'il n'est combattu dès son invasion. Si cette lésion n'est que *partielle*, attaquée avec méthode, elle peut être guérie, serait-elle même arrivée jusqu'au degré de la suppuration. Cette espèce de collection formée, s'appelle *vomique*. Si cette lésion ne guérit pas dans le premier ou dans le deuxième septenaire, elle passe à l'état d'ulcération chronique, et caractérise la phthisie dite ulcéreuse, qui, souvent se complique d'une autre espèce de lésion appelée tuberculeuse, surtout, si elle survient dans la jeunesse, chez des sujets lymphatiques ou prédisposés héréditairement à la phthisie pulmonaire.

Mais l'inflammation qui est le plus constamment cause occasionnelle de la phthisie tuberculeuse, est l'inflammation catarrhale de la membrane muqueuse des poumons, soit qu'elle se prolonge un certain laps de temps, ou qu'elle se répète fréquemment. Ensuite, cette cause aura une action d'autant plus active et funeste qu'elle agira sur des êtres faibles, de l'âge de quinze à vingt-cinq ans, nés de parents phthisiques, scrophuleux, et vivant dans des lieux bas et humides.

Je viens de dire qu'elle aura une action d'autant plus funeste, qu'elle surviendra chez des sujets aussi mal disposés : en effet, cette remarque est confirmée par l'observation. Nous voyons tous les jours des catarrhes aigus ou chroniques existant, pendant plusieurs mois, chez des personnes fortes, d'un tempérament sanguin ou bilieux, ne développer aucun tubercule ; et, chez ces derniers, une affection catarrhale aiguë occasionner au contraire un engorgement du tissu pulmonaire, une induration et consécutivement des collections de pus ; s'il survient des tubercules ce ne sera que tardivement, et lorsque les sujets seront lentement débilités. C'est cette dernière remarque qui a porté M. Bayle à soutenir que l'inflammation n'était pas suffisante pour développer seule la dégénérescence tuberculeuse ; de même que

la première a porté M. Broussais à considérer l'inflammation comme cause exclusive de cette dégénérescence ; mais des faits nombreux prouvent contre
M. Broussais. Nous allons en rapporter plusieurs
qui démontrent qu'une inflammation catarrhale peut
exister quelque temps sans occasionner la dégénérescence tuberculeuse.

« Un boulanger, âgé de vingt-trois ans, d'un tempérament bilieux sanguin, ayant les cheveux noirs,
la peau brune, le col allongé, la poitrine étroite, et
ne jouissant pas d'une très-bonne santé, était sujet
à des rhumes fréquents, qui duraient quelquefois
pendant plusieurs mois de suite, et en hiver.

« Il avait un de ces rhumes qui existait depuis près
d'un mois, lorsque, le 25 novembre 1806, il éprouva
pendant tout le jour de légers frissons, un malaise
universel, de la fièvre et des envies de vomir. Le
lendemain, il fut obligé de garder le lit ; il ne put
manger. Le 27, il eut des vomissements, et la toux
était beaucoup plus forte qu'à l'ordinaire ; il éprouvait
des douleurs profondes dans la poitrine. Le 28, yeux
larmoyants, enchifrenement, toux forte et fréquente ;
douleur dans la gorge, qui était fort rouge. Tout le
thorax, de même que la face et l'abdomen, offraient
un nombre infini de petites taches rouges et irrégu-
lières. La langue était très-blanche.

« Le 29, l'éruption couvrait tout le corps ; elle était
d'un rouge vif, et toutes les taches s'étant réunies,
il semblait que toute la peau fût le siége d'un érysipèle.

« Le 30, même état ; agitation ; délire violent pendant toute la nuit ; crachats épais, et mêlés de filets de sang. Délire pendant tout le jour.

« Le 1er décembre, et tous les jours suivants, sa rougeur disparut, mais la toux persistait, et les crachats étaient abondants, d'un blanc-verdâtre, opaques et tout-à-fait semblables à du pus.

« La continuation de ces symptômes engagea à faire transporter le malade à l'hôpital, où il fut reçu le 10 décembre 1806. Le médecin qui l'avait traité donna les renseignements ci-dessus.

« Le 11 décembre, voici quel était l'état de ce malade : Tout le corps était d'une maigreur remarquable ; l'épiderme se détachait en écailles furfuracées sur tout le corps. La face était rouge uniformément, et un peu livide ; les lèvres étaient gonflées, la conjonctive un peu rouge et un peu injectée. Le pouls était petit, fréquent, un peu inégal. En même temps chaleur à la peau, sueurs la nuit, léger dévoiement, toux fréquente, expectoration très-abondante, opaque, d'un blanc-jaunâtre et verdâtre et tout-à-fait semblable à une matière purulente. Respiration courte, fréquente, pénible ; léger râlement ; langue blanche au milieu, très-rouge sur les bords : thorax raisonnant bien partout. On ordonna le petit-lait édulcoré, une tisane pectorale miellée, quelques sang-sues au fondement et un vésicatoire. Les jours suivants, l'état du malade parut un peu amélioré ; il respira plus aisément et il n'avait plus de râlement. D'ailleurs, la toux et l'expectoration restaient les mêmes, il y avait des sueurs la nuit, et un dévoiement abondant.

« Le 18, l'appétit commençait à revenir.

« Le 19, le malade se fit apporter, du dehors, du pain
et du vin, dont il usa avec excès. Le soir, vers neuf
heures, il fut pris de suffocation et de râle, et il ex-
pira à neuf heures. Il était extrêmement amaigri.

« *Autopsie*. La *tête* n'offrit aucune lésion. Le *cœur*
était sain; les *deux poumons* adhéraient aux parties
environnantes à l'aide de quelques lames cellulaires. Ils
étaient l'un et l'autre moux et bien crépitants, quoique
leur tissu parut un peu rouge lorsqu'on les incisait.
Il n'y avait ni tubercules, ni endurcissement dans
aucun endroit. La membrane muqueuse était un peu
rouge et un peu épaissie dans la tranchée-artère; elle
l'était plus encore dans les bronches et dans leurs
ramifications; et la rougeur était d'autant plus marquée, qu'on suivait plus loin les subdivisions de
ces ramifications. On voyait partout, dans les conduits
bronchiques, une matière semblable à celle que le
sujet avait expectorée pendant sa vie, et ce n'était
qu'après avoir ratissé cette matière, qu'on voyait le
gonflement et la rougeur de la membrane muqueuse.

« Dans l'*abdomen*, on remarqua seulement dans l'intérieur des intestins des taches rouges, larges et non
circonscrites tout le long de l'intestin grêle. » (BAYLE.)

Ainsi, nous venons de rapporter un fait qui prouve
contre la théorie exclusive de M. Broussais; celui
d'un jeune homme qui a été atteint d'affections catarrhales répétées; d'une dernière surtout, très-aiguë,
compliquée de fièvre éruptive, et chez lequel aucun
tubercule n'a été observé. Si l'inflammation, était,

comme le pense cet auteur; la cause exclusive de cette dégénérescence, certainement les accidents inflammatoires ont été assez prolongés et assez graves pour qu'elle se développât chez ce malade ; mais, nous le répétons, des causes primitives, prédisposantes, héréditaires ou acquises, ont une puissante influence dans le développement de la phthisie, et l'inflammation vient ajouter à leur action funeste, et féconder comme je l'ai déjà dit, les prédispositions. Plus tard, nous prouverons que cette dégénéressence peut aussi se déclarer spontanément sans son secours.

Afin de laisser le moins de doute possible, nous allons rapporter un second fait, celui d'une phthisie ulcéreuse. Pour qu'aucune observation ne soit suspecte, nous ne citerons que des faits recueillis aux cliniques et en présence de nombreux spectateurs.

« *Un joueur d'orgues*, âgé de dix-sept ans, d'un tempérament sanguin, d'une taille moyenne, et d'une complexion assez délicate, avait la poitrine médiocrement développée, les yeux bleus, les sourcils et les cheveux presque noirs, et ne paraissait point disposé à la phthisie.

« Dès le commencement du mois de septembre 1806, il perdit l'appétit, éprouva de la soif, du malaise, des lassitudes, et de la céphalalgie ; il consulta un apothicaire, qui le fit vomir ; l'état de maladie persista huit jours. Au bout de ce temps, ce jeune homme eut une sorte de convalescence, pendant laquelle il ne jouit que d'une santé douteuse, et il commença à tousser. Quelques jours après (le 24 septembre), il éprouva, pour la première fois, une douleur dans le côté gauche de la poitrine. La toux devint assez forte; elle était suivie d'une expectoration mucoso-glaireuse. La douleur de côté n'était pas continuelle, mais elle persistait encore au bout de sept à huit jours; et pour s'en délivrer, le malade appella un chirurgien, qui lui fit appliquer un vésicatoire sur l'endroit douloureux. Trois jours après, il cracha deux fois du sang, et le lendemain 4 octobre, il fut reçu à la Charité. Le 5 il fut examiné. Il avait perdu beaucoup de son embonpoint. Sa bouche n'était point mauvaise, mais il avait peu d'appétit et il éprouvait une soif assez vive; la langue était rouge et sèche; le pouls était fréquent, assez développé et régulier; la peau chaude et sèche; le ventre élevé, dur et resserré: les urines étaient comme en santé.

« Quoiqu'il n'y eût point de douleurs à la poitrine, ce jeune homme éprouvait parfois de la difficulté à rester couché sur le côté gauche. Sa respiration était profonde, et il toussait beaucoup. L'expectoration, qui était toujours muqueuse et glaireuse, contenait des flocons jaunes, verdâtres, épais, opaques, et d'une odeur fétide.

« Pendant environ un mois que ce jeune homme passa à la Charité, il maigrit considérablement; mais il ne parvint point au dernier degré de marasme. Le 3 novembre, à dix heures du soir, il prit un bouillon, et une demi-heure après on le trouva mort et baigné dans son sang.

« *Autopsie*. Rien de remarquable dans le crâne. *Les*

poumons nageaient dans environ une demi‑pinte de sérosités, ils paraissaient très‑sains; mais le droit ne l'était point, il y avait à sa face postérieure un ulcère large comme la paume de la main. Cet ulcère était superficiel et recouvert d'une sanie noire, dont la fétidité excessive avait quelque analogie avec l'odeur qui s'exhale des ulcères gangrenés. Ce poumon renfermait, en outre, dans son intérieur plusieurs autres ulcères; mais on n'y trouva pas de tubercules. Pour s'assurer s'il n'y en avait point, on fit les recherches les plus exactes, et on coupa le poumon dans tous les sens; mais cela ne servit qu'à convaincre que la désorganisation du poumon était primitive, et que la maladie était une phthisie ulcéreuse simple. »

A ces faits on pourrait en joindre beaucoup d'autres, mais, comme ils se trouvent consignés dans les diverses monographies modernes sur la phthisie pulmonaire, nous y renvoyons le lecteur. Tous prouveront à M. Broussais, comme à ses partisans, que l'inflammation, soit aiguë ou chronique, de la substance du poumon ou de ses enveloppes, est souvent impuissante pour développer la dégénérescence tuberculeuse, et qu'elle n'acquiert souvent cette faculté que secondée par une prédisposition acquise ou héréditaire. Presque toujours, comme l'observe judicieusement M. Bayle, lorsqu'il y a coïncidence de tubercules et de pleurésie chroniques, l'affection tuberculeuse a précédé la maladie inflammatoire et souvent elle a empêché sa guérison. Ces remarques pratiques, faites aussi par des praticiens modernes du premier mérite, basées sur des faits incontestables, font justice de l'indécent sarcasme dont se sert M. Broussais pour réfuter ses contemporains, touchant leur opinion sur l'hérédité ou les prédispositions acquises, qui jouent un si grand rôle dans la phthisie, comme dans toutes les affections du système lymphatique et du système nerveux.

Après avoir examiné l'influence de l'inflammation aiguë ou chronique du poumon dans le développement des tubercules, passons à un autre ordre de causes, non moins digne de notre attention, et qui a été le sujet de nombreuses controverses.

Ces causes sont celles qui proviennent des principes morbifiques, appelés spécifiques, tels que ceux de la syphilis, des dartres, des scrophules, du cancer, etc. La répercussion de ces principes morbifiques, leur transport d'un lieu quelconque sur la poitrine, jouent, quoi qu'en dise encore l'auteur de la nouvelle doctrine médicale, un rôle fâcheux dans le développement de la phthisie en général; car elles n'agissent pas seulement par l'irritation sympathique qu'elles peuvent développer, mais encore par leur présence même dans les poumons.

Ces principes, portés sur ces organes, ont une action différente suivant la constitution, l'idiosyncrasie, l'âge des sujets, et suivant que la répercussion est plus ou moins grande. Je dis, suivant la constitution et l'idiosyncrasie des sujets; car une répercussion qui survient chez une personne faible, disposée à la phthisie tuberculeuse, atteinte de catarrhe, ou convalescente d'une

affection aiguë ou chronique de poitrine, et surtout
d'un tempérament lymphatique, déterminera plutôt
une altération tuberculeuse qu'un autre mode de lésion.
Au contraire, une répercussion toute semblable qui
surviendra chez une personne d'une forte constitution,
pléthorique, occasionnera plutôt une inflammation de
l'organe sur lequel elle se portera, qu'une lésion chronique tuberculeuse. Chez les sujets faibles, cette répercussion est à peine sensible dans les premiers temps ; les
symptômes inflammatoires, tels que la fièvre, le point
de côté, la difficulté de respirer, qu'on remarque chez
les personnes robustes, ne s'observent pas ; il survient
une petite toux sèche, à laquelle on ne fait aucune
attention, tant elle est peu intense ; ce n'est que plusieurs mois après, et même plus tard encore, que l'on
observe les cruels effets de ces métastases.

Si donc, à la suite d'une répercussion quelconque,
il survient une toux sèche et fréquente, quelques
douleurs vagues dans quelque partie de la poitrine,
ces symptômes doivent éveiller l'attention du médecin, lui faire appréhender qu'ils ne soient le prélude
de quelques désordres. De même, il doit pour établir
son diagnostic, et surtout dans l'intérêt du traitement,
faire attention à la nature des principes morbifiques
résorbés ; car on sait, que les vaisseaux lymphatiques ont leurs stimulants propres, et que certains
principes résorbés irritent plus particulièrement le
système lymphatique que le système vasculaire sanguin : ainsi la variole et la syphilis nous en offrent de
suite un exemple très-frappant de même que la trans-

piration supprimée : la rougeole, dans son début inflammatoire agira sur le système vasculaire sanguin, comme l'ichor cancéreux et le virus syphilitique résorbés seront particulièrement dirigés sur le système lymphatique, sur les glandes de cet appareil.

Enfin on doit, lorsqu'on a à traiter une répercussion, tenir encore compte de l'état aigu ou chronique de l'affection qui a produit le principe nuisible; en effet, plus l'affection est ancienne, plus on doit craindre que le principe morbifique répercuté ne se soit porté sur le système lymphatique. Ainsi, d'après ces degrés différents, tantôt elle occasionnera une phlegmasie aiguë; d'autres fois, une simple irritation suivie d'engorgements, soit du système lymphatique pulmonaire, soit de celui du bas-ventre.

Tout récemment, par exemple, un enfant couvert d'une éruption varioleuse, se lève nu, traverse plusieurs appartements; l'éruption disparaît, et cet enfant meurt, quarante-huit heures après, d'une péripneumonie, que les symptômes et l'autopsie ont fait découvrir.

De même tous les jours on voit des enfants, atteints de la rougeole, traités convenablement, pendant la période inflammatoire; mais, à l'époque de la desquammation, on les couvre peu, on les expose trop brusquement à une température différente de celle du lit; et alors, une légère moiteur, la desquammation s'arrêtent, et bientôt une toux sèche et fréquente ou une diarrhée plus ou moins rebelle annoncent au médecin le funeste transport de l'irritation cutanée et du résidu de l'éruption sur l'appareil gastrique ou pulmonaire, et tout ce qu'il doit en redouter, s'il ne s'empresse de les rappeler par de légers diaphorétiques de leur nature révulsifs et par des mucilagineux administrés à l'intérieur.

Ici deux causes concourent évidemment à occasionner les désordres qui peuvent survenir ; la suppression de la moiteur, et les principes de la rougeole qui s'y trouvent unis.

L'inflammation joue, il est vrai, dans cette circonstance un très-grand rôle, mais cette irritation gastrique ou pulmonaire a un caractère tout particulier qui exige que l'on en tienne compte, et que l'on apporte une modification dans le cours du traitement. Considérer, comme M. Broussais, toutes les inflammations comme uniques, ne différant les unes des autres que par leur plus ou moins d'intensité, aller même jusqu'à soutenir que l'inflammation syphilitique peut être guérie par les sangsues et la diète, est, selon nous, une grotesque conception.

Parmi les principes morbifiques qui peuvent agir sur l'appareil pulmonaire, et occasionner la dégénérescence tuberculeuse, il en est de perfides, qui échappent à toute la vigilance du médecin le plus exercé. Ces principes sont ceux qui agissent sourdement, et dont l'action désorganisatrice n'est perçue que très-tardivement.

La répercussion des dartres, celle des gonorrhées ou des chancres guéris par les caustiques, sans un traitement mercuriel préalable et méthodique ; la disparu-

tion subite d'une tumeur scrophuleuse , par des réper-
cussifs, etc. , nous offrent particulièrement ces exemples de phthisie.

Enfin , nous terminerons nos remarques sur l'action nuisible de ces principes morbifiques , par la
question suivante :

Est-il démontré aujourd'hui, d'une manière in-
contestable, que les fluides de la gonorrhée, ceux d'un
chancre, d'une dartre, d'un cancer ulcéré, etc., puissent se transporter d'un lieu dans un autre et occasionner le même genre de maladie ? Ou bien est-ce
simplement par l'influence sympathique de l'irritation
sans le transport de ces fluides , que ces maladies émi-
grent d'un lieu dans un autre, comme le veut opiniâ-
trement encore M. Broussais, qui trouve l'explication
de tout dans l'irritation locale ou sympathique des
solides ?

La première opinion nous paraît seule admissible,
se trouvant étayée par des faits nombreux ; l'autre, au
contraire, ne peut se concevoir.

L'irritation sympathique, il est vrai, aide ce transport, dispose, dis-je, les organes à ce que tel principe
se porte plutôt sur tel organe que sur tel autre ; mais
lui attribuer la faculté exclusive de développer une
dartre ou un chancre sans le transport du principe
morbifique, nous paraît chose inconcevable.

Il y a deux ans, je fus consulté par une jeune
bonne, atteinte d'une dartre à la main gauche ; dési-
rant dérober à ses maîtres et la dartre et les topiques
qui furent employés dans le cours du traitement, elle

se serra un jour tellement la main avec une bande,
que la compression fit disparaître cette affection; mais
vingt-quatre heures après, toute la moitié gauche de
la face en devint le siége; étant accourue près de moi,
je pensai que la compression pouvait en être la cause,
je la fis cesser; et, en effet la dartre revint à son lieu
primitif; huit jours après, il n'y avait plus rien à la
figure.

Ici accuserons-nous l'irritation sympathique d'être
cause exclusive de la phlegmasie dartreuse, sans le
transport à la face de l'humeur spécifique qui décou-
lait de la main? Un chancre cautérisé et guéri, et qui
se reproduit à la gorge, dépend-il aussi de l'exclusive
sympathie? L'observation donne un démenti formel
aux partisans d'une si absurde hypothèse.

Il en est de même de beaucoup d'inflammations
simples qui surviennent à la suite de la suppression
d'écoulements périodiques; l'irritation favorise bien
la congestion sanguine à se porter plutôt sur tel organe que sur tel autre; mais le sang surabondant qui
s'écoulait par telle partie du corps concourt puissamment aussi aux accidents hémorrhagiques ou phleg-
masiques qui peuvent survenir à la suite de pareilles
suppressions; quoique ce ne soit pas par les mêmes
voies physiologiques, ce rapprochement ne nous paraît pas ici trop forcé.

D'après tout ce que nous venons d'exposer, sur
les causes prédisposantes et occasionnelles, dont
l'exactitude ne saurait être contestée, on sent déja
combien l'exclusive méthode débilitante peut être in-

suffisante et souvent dangereuse. Cependant de toutes celles qui ont été admises pour combattre la phthisie, il n'en est aucune qui ait été plus fréquemment employée : on ne s'est point aperçu qu'on aggravait souvent le mal en cherchant à le calmer par des soulagements momentanés. Mais c'est peu d'indiquer le danger de la méthode débilitante, il importe plus encore d'examiner tour-à-tour les divers procédés qui entrent dans les combinaisons du régime débilitant.

Au premier rang, se trouve la saignée; on en a fait un abus bien étrange, et je serais même tenté de dire, comme Reid, que la lancette a tué plus de monde que la lance. Ce n'est pas que je la désapprouve en tous points, je sais qu'on l'emploie souvent très-utilement, c'est l'abus seul que je signale. A la naissance de la phthisie, lorsque le malade est menacé, par la suppression de certaines évacuations sanguines et périodiques, de quelques congestions de même nature, qu'on le saigne, on peut le faire avec succès; mais le répéter plusieurs fois par semaines, comme je l'ai vu si souvent dans les hôpitaux et dans la pratique particulière, c'est épuiser gratuitement le malade, c'est le priver de son énergie physique, en un mot, c'est lui arracher la vie avec le sang. Il suffit souvent, dans ce cas, de le soumettre à un régime adoucissant; de rappeler, par des frictions, le sang vers les extrémités et vers les parties extérieures de son corps; de lui faire prendre des bains de pieds plus ou moins stimulants, des fumigations, si le dérangement de la santé est occasionné par la suppres-

sion des règles, etc. Si ces moyens simples sont sans
force et sans effet, il faut recourir à la voie de quelques sangsues appliquées à la vulve et au fondement;
dans ce dernier lieu, si les vaisseaux hémorroïdaux
sont gorgés, ou si le flux dit hémorroïdal est sup-
primé depuis quelque temps. On devra même chez
les femmes, à l'époque de la cessation des règles, les
appliquer de préférence à l'anus, pour détourner le sang
de la matrice et le disposer à se porter dans le plexus
vasculaire qui environne la fin de l'intestin rectum;
on le doit d'autant plus à cette époque de la vie, que
les sangsues appliquées à la vulve occasionnent quelquefois des pertes considérables.

Les partisans de la saignée vont encore jusqu'à pré-
tendre qu'il faut saigner le malade tant que le sang qui
s'écoule n'est point dégagé de la couenne qui le couvre,
ce qui constitue, à leurs yeux, un symptôme d'inflammation; mais cette opinion, fondée sur un phénomène
équivoque, ne saurait enchaîner la mienne, puisque
on ne voit aucune espèce de couenne dans certaines
inflammations, tandis qu'elle se remarque, d'une manière bien sensible, dans les saignées qu'on fait à
l'homme plein de vie et de santé. Cependant dans
les maladies éminemment inflammatoires, et même
dans toute espèce d'affection aiguë ou chronique, on
doit interroger cet état physiologique du sang, l'expérience ayant appris que le sang ainsi chargé de
cette couenne est plus stimulant que lorsqu'il en est
privé; et que dans cet état il peut même devenir
cause de fièvre inflammatoire; mais quoi qu'il en soit,

se laisser guider d'après ce seul phénomène, pour tirer du sang d'un malade, et lui en tirer même jusqu'à ce qu'on n'aperçoive plus cette couenne, serait commettre une dangereuse erreur dans cette circonstance. Que de gens, jouissant de la plus parfaite santé, ont le sang dans cet état, et pour cela faut-il les saigner?

« Cette couenne, dit Huxame, avec un pouls dur et fort, indique et autorise la saignée, qu'il faut répéter jusqu'à ce qu'enfin la respiration devienne plus facile et plus libre. » Reid lui-même, d'ailleurs si peu favorable à la saignée, semble convenir, page 144, qu'elle peut être d'une grande utilité dans beaucoup de circonstances. Mais avec quelle réserve ne doit-on pas l'employer, car le soulagement passager qu'on retire des saignées souvent répétées dans le cours de la phthisie pulmonaire, n'est dû qu'à la vacuité des vaisseaux, qui facilite, pour un moment, le jeu de la respiration, et qui fait payer quelquefois bien cher au malade ce chétif avantage, l'irritation existante ayant peu de temps après rappelée la même quantité de sang vers l'organe irrité. Et que résulte-t-il de ces saignées copieuses et trop répétées? ce qu'il est facile de prévoir; les forces vitales demeurent embarrassés, contraintes, comme suspendues; les organes de la digestion tombent dans un état de langueur; la sanguification s'opère mal, et un sang pâle, privé de principes réparateurs et vivifiants, occasionne bientôt la prostration des forces et le marasme, sinistre prélude d'une fin prochaine.

Quoi qu'il en soit, qu'on ne croie pas que je la désapprouve en tous points : je sais qu'on peut quelquefois
l'employer utilement. Ainsi, à la naissance de la
phthisie, lorsque le malade est atteint de suppressions sanguines périodiques, ou devenues habituelles,
qu'on le saigne, on peut le faire avec succès, surtout
si ces suppressions sont compliquées de crachement
de sang; mais recourir à cette opération, la répéter
plusieurs fois par semaine dans le cours de la maladie, soit avec la lancette, ou à l'aide de trente à
soixante sangsues, comme je l'ai vu si souvent dans
les hôpitaux et dans la pratique particulière, est une
méthode meurtrière qui retire souvent à la nature
tous ses moyens de guérison; qui amène enfin, non-
seulement l'infiltration des extrémités inférieures,
mais encore l'hydropisie du bas-ventre. Les médecins
ne devraient jamais oublier ce précepte de Celse : *In-
terest enim non quæ ætas sit, neque quidquid in cor-
pore intus geratur, sed quæ vires sunt.* (CELS., lib. II,
cap. 6.) L'application de trois à quatre sangsues sur
certaines régions de la poitrine, où quelques douleurs
partielles se font remarquer, et, peu après, un ou plusieurs petits vésicatoires volants, ou autres exutoires,
sont deux moyens qui m'ont souvent très-bien réussi;
ils n'épuisent pas le malade, et agissent souvent plus
puissamment que ce nombre infini de sangsues, et
que ces larges vésicatoires dont on couvre aujourd'hui
la poitrine du malheureux phthisique.

Après la saignée, les exutoires jouent un grand rôle
dans le traitement de la phthisie, les bons effets

qu'on en a souvent obtenus, les ont fait regarder comme indispensables par la plupart des praticiens. On les a employés sans discernement et sans mesure, et on est tombé dans l'abus que je signalais tout à l'heure à l'égard de la saignée. On a généralisé un moyen qui devrait être soigneusement particularisé; de sorte qu'on peut considérer, aujourd'hui, la méthode curative résultante des exutoires, comme une véritable selle à tous chevaux; tant pis pour celui qu'elle blesse, il faut qu'il en passe par là. Dans l'application de ce moyen à la phthisie, on est parti d'une idée plus ingénieuse qu'exacte; on a supposé que la nature, dirigeant tous ses efforts vers sa conservation, avait la faculté d'expulser, à travers les couloirs artificiels qu'on pratiquait, tout ce qui pouvait lui nuire, de la même manière que la formation salutaire d'un abcès critique, ou l'augmentation d'un écoulement par les voies urinaires, amènent quelquefois des résultats heureux. On a de plus supposé que la matière provenant de ces écoulements artificiels était fournie par les molécules nuisibles du sang, et on a cru trouver un moyen sûr de rétablissement, en favorisant les évacuations dépuratives de ce genre; mais des notions plus positives en physiologie et en médecine-pratique ont fait justice de ces hypothèses.

On sentira facilement tout le danger de ces nombreux et larges exutoires dont ont couvre quelquefois la poitrine ou les membres du phthisique, si l'on réfléchit qu'ils épuisent doublement les forces du malade, d'abord par la nature des matières qu'ils rejettent, et en raison de la quantité évacuée ; en second lieu, par les vives douleurs qu'ils lui occasionnent, et enfin, lorsqu'on apprécie surtout la nature de l'altération tuberculeuse. Cet affaiblissement de ses forces, dans un moment où il a besoin de les rassembler toutes, pour lutter contre un mal qui est souvent le produit d'une faiblesse de constitution, ne peut qu'aggraver son état, loin de l'améliorer, en donnant plus d'influence aux causes excitantes.

En condamnant l'usage des exutoires, je n'en blâme toutefois que l'usage mal entendu ; j'ai admis des exceptions en faveur de la saignée, j'en admets également en faveur des exutoires. Il est certaines occasions, où, non-seulement l'on peut, mais où l'on doit les employer de préférence à tous autres. Si, par exemple, l'individu attaqué de phthisie est d'une constitution robuste, peu irritable, ce qui est assez rare ; si la phthisie est déterminée par la répercussion de quelques éruptions cutanées, dartreuses, psoriques anciennes ou autres ; si elle a pris naissance à la suite de quelques éruptions aiguës dont la crise s'est mal opérée ; dans tous ces cas, l'action des exutoires peut être bienfaisante, parce qu'elle s'exerce sur des individus plus en état de la supporter ; parce qu'elle attire au-dehors des principes morbifiques ou une irritation qui, concentrés au-dedans, portés sur les poumons ou sur tout autre organe, les affecteraient d'une manière fâcheuse. Si les exutoires ont quelquefois des effets bienfaisants, ce n'est pas toujours

par la quantité de pus qu'ils évacuent qu'ils sont salutaires, mais bien comme agents révulsifs ; aussi
combien leurs effets sont salutaires dans toutes les
inflammations chroniques de la poitrine, du bas-
ventre et de tous les viscères en général.

On voit que je suis fort éloigné de contester, dans
certains cas, l'efficacité des exutoires ; mais, je le répète, on ne doit user d'un pareil moyen qu'avec beaucoup de circonspection, et faire un grand choix du
mode d'exutoire à employer ; mais nous entrerons
dans quelques détails sur ce sujet, à l'occasion du
traitement.

Indépendamment de ces deux moyens principaux,
il est une foule de médicaments appelés adoucissants,
atténuants, incrassants, par lesquels on espère arrêter
les progrès de la phthisie, ou adoucir, dit-on, l'âcreté
des humeurs.

Le catalogue de ces remèdes est si étendu chez
quelques auteurs, même chez des auteurs d'un grand
nom, qu'ils semblent plutôt, comme l'observe très-
bien Reid, avoir copié toute la matière médicale, que
choisi un petit nombre de remèdes appropriés à la
nature particulière de la maladie ; ils en citent les effets avec tant d'assurance, qu'on serait tenté de croire
aux prodiges de l'art, et de se persuader qu'on n'a
d'autre difficulté que celle du choix. On se récrie-
rait volontiers, avec l'immortel J.-J. Rousseau, que
c'est pure malice aux hommes de rester malades.
(Ses *Rêveries*.)

Ils attribuent notamment au lait la plus grande

vertu ; suivant eux , c'est un remède souverain ,
c'est un spécifique admirable ; qu'il y ait débilité
ou non , que l'irritabilité existe ou n'existe pas , peu
importe , le lait est un agent complaisant qui se plie
à tous les besoins de la phthisie. Chaque auteur devient l'écho de son devancier, et vante ce régime sans
avoir vérifié par lui-même l'exactitude des éloges qu'il
donne à ce régime. Je le dirai ici en passant, souvent
l'on s'appuie trop légèrement de l'autorité des anciens ;
on répète leurs opinions ; il semblerait qu'ils ne pouvaient pas se tromper. Et nous voyons aussi très-
souvent que l'on fait dire à ces grands maîtres ce
qu'ils n'ont pas dit, ou on rapporte ce qu'ils ont dit
pour, et on garde le silence sur ce qu'ils ont avancé
contre la théorie que l'on veut faire triompher. Ainsi
beaucoup d'auteurs, qui en sont les apologistes,
croient avoir persuadé, lorsqu'ils ont rapporté un
passage d'Hippocrate, de Galien, d'Hoffmann, de
Van-Swieten, etc., etc. Ils ne vous disent pas dans
quelle circonstance tel remède leur a été propice, ils
vous disent qu'ils en ont obtenu de bons effets, et
cela leur parait suffire ; ensuite l'on se copie, on ne
consulte pas les originaux, et c'est ainsi que se pro-
pagent les erreurs. Quant à moi, dont la foi est moins
grande, qui n'admets aucune méthode qu'après l'avoir
sévèrement éprouvée, je ne partage pas, à beaucoup
près, la confiance aveugle que l'on accorde trop généralement au lait ; pendant son usage, on néglige
souvent d'autres moyens plus efficaces ; trompé par
un calme apparent, le médecin se flatte d'un doux

espoir, il croit détruire le mal en l'adoucissant, il se félicite des avantages du lait. Imprudent qui s'abuse! une expérience cruelle le détrompe, bientôt il reconnait son erreur! Mon opinion, ici, est partagée par plusieurs médecins célèbres, entre autres par Morton, Bonnet, Tissot et Salvador, qui, de leur temps, ont observé également l'abus qu'on en faisait.

Le lait, considéré dans ses rapports avec la phthisie, peut produire de bons effets, dans le cas, par exemple, où il existe une légère irritation vers l'estomac, qui rend les digestions pénibles, et lorsqu'on observe surtout que cette irritation gastrique accroît sympathiquement celle de la poitrine; dans le cas où la phthisie est consécutive à un état phlegmasique aigu de la plèvre ou du parenchisme pulmonaire; mais il faut joindre à son emploi des révulsifs ou exutoires, plus ou moins actifs, suivant la nature de la cause, et que l'on promènera sur les diverses régions de la poitrine. Le lait peut également être utile dans les cas où la phthisie serait consécutive à la masturbation, à l'abus des femmes, à des études forcées et prolongées avant dans la nuit, etc. Mais dans ces cas même, où tous les systêmes sont dans un état d'éréthisme, le lait n'agira efficacement, ne se digérera utilement qu'autant que l'heureux effet qu'on espère en tirer, sera secondé par d'autres moyens, soit par le séjour à la campagne, soit par d'autres aliments qui ne contrarieront pas son effet nutritif et adoucissant, soit, en un mot, par tous les éléments réparateurs possibles, qu'ils doivent trouver dans les aliments liquides ou solides et même dans l'atmosphère. On devra, dis-je, dans de tels cas, présenter aux pores extérieurs ou intérieurs, tous les éléments vivifiants qui peuvent convenir aux organes épuisés et irrités simultanément.

Dans le cas enfin, ou le lait serait considéré comme un élément utile et indispensable, et qu'il ne pourrait se diriger seul, on pourrait le marier à des infusions ou décoctions amères et aromatiques, qui, aidant la force digestive de l'estomac, empêcheraient qu'il n'irritât l'estomac ou les intestins, suite d'une digestion imparfaite, et qu'il n'occasionnât une diarrhée, toujours funeste dans les maladies déja anciennes ou chroniques.

Je n'approuve pas davantage les huiles, les émulsions, ni ces torrents de boissons relâchantes que recommandent la plupart des praticiens, parce qu'elles ont le même effet, celui de débiliter l'estomac, d'augmenter sa faiblesse, et d'y déterminer, par l'atonie où elles jettent les organes, des engorgements qui aggravent la maladie. Sydenham, Hoffmann, Tissot, ont également remarqué que les béchiques doux, donnés en trop grande quantité, jettent dans la cachexie (selon le langage d'alors), et dispose à la phthisie. Quel médecin n'a pas observé combien les digestions sont pénibles chez les malades qui ont pris, pendant un certain laps de temps, de ces boissons dites délayantes, et de ces potions appelées béchiques, calmantes, huileuses, si en vogue dans l'ancienne médecine, et qui sont décrites avec tant de pompe, et recommandées avec une aussi grande confiance dans la plupart des traités de matière médicale, et dans les ouvrages pratiques? Combien, enfin, n'ai-je pas été à même d'observer les mauvais effets de ces boissons délayantes dans les catarrhes chroniques, qui, au lieu de diminuer la sécrétion muqueuse, ne font que l'augmenter ou l'entretenir par leur action débilitante?

Leurs effets ne sont pas seulement à craindre dans les catarrhes simples et anciens, mais encore, lorsqu'il existe ulcération de la membrane muqueuse et d'une partie du poumon. Par leur action trop relâchante, elles peuvent altérer la nature du pus, en jetant les parties ulcérées dans un état d'atonie. Ce qui se passe au-dehors, aux plaies ou ulcères des membres, par exemple, doit nous éclairer sur les conséquences que l'on doit en redouter, et sur la nécessité d'avoir recours quelquefois à de légers toniques, surtout, si l'on a à traiter des sujets d'une faible constitution ou affaibli par une maladie déja ancienne.

En apportant un trouble dans les digestions, ces abondantes boissons mucilagineuses peuvent donc altérer la nature du pus; d'inodore, d'opaque qu'il était, le faire devenir plus fluide, perdre sa blancheur, acquérir une odeur fétide, et par cette altération fâcheuse, irriter les parties environnantes, augmenter leur induration, et consécutivement l'ulcération; enfin, il peut occasionner la fièvre lente, dite colliquative, qui conduit inévitablement le malheureux au tombeau, et détruit toutes les espérances qu'on pouvait concevoir.

J'observerai encore, en passant, d'accord avec tous les auteurs, qu'il importe essentiellement d'éviter tout ce qui peut tendre à le dénaturer, lorsqu'il est de bonne qualité; loin d'avoir un caractère irritant, c'est un fluide doux, onctueux, nécessaire même pour opérer la cicatrisation des ulcères, il dégorge les parties, il entretient les bourgeons charnus, il les protége contre l'influence de l'air, toujours nuisible lorsqu'il est humide et froid.

Maintenant que je me suis expliqué sur les causes principales de la phthisie ; sur la méthode débilitante ; que j'ai apprécié les principaux procédés qui la constituent, et que j'en ai fait sentir tout le danger, j'examinerai l'opinion si généralement établie de l'incurabilité de cette maladie, et je me demanderai si elle tient à l'impuissance réelle de l'art, ou si elle provient des obstacles sans nombre que le médecin rencontre journellement auprès des phthisiques, pour les soumettre au régime qui leur convient.

Dans toute maladie, surtout dans celles qui tiennent comme la phthisie à des causes éloignées, il ne suffit pas en effet que le médecin, fidèle aux préceptes de son art, prescrive tel ou tel régime : il faut encore que le malade s'y conforme exactement. Or, si l'on étudie le genre de vie que mène un grand nombre de phthisiques, on voit qu'esclaves de leurs plaisirs, de leurs habitudes, ils se décident difficilement à abandonner des jouissances présentes pour la guérison d'un mal qui leur semble éloigné. Tant qu'ils n'éprouvent qu'une indisposition légère, ils se croient dispensés d'un ré-

gime régulier qui leur est enjoint, ils ne peuvent sur-
monter leurs goûts, ni vaincre leur répugnance à
prendre quelques médicaments.

D'autres, plus raisonnables, trouvent dans leur situation pécuniaire, des obstacles que leur bonne vo-
lonté ne peut lever. Une industrie qui les fixe dans
certains lieux, un travail dont ils ne peuvent s'affran-
chir, rendent souvent inutiles les meilleurs conseils.
Que de phthisiques ne sauverait-on pas, s'ils pouvaient voyager, s'ils pouvaient respirer l'air de la campagne, un air plus pur que celui des villes, ou goûter
le repos dont ils ont besoin !

Ceux mêmes qui le peuvent, retenus par des liens
de famille, ou par des considérations d'amitié, balan-
cent à en profiter. Il s'y déterminent d'autant moins,
qu'on leur cache imprudemment les risques qu'ils
courent en restant plus long-temps dans un air destructeur. Ici, je dois condamner les faux égards et la
pusillanime précaution qui portent quelques médecins
à déguiser au malade confié à leurs soins, les dangers
de sa position. Si le malade est perdu sans ressource,
qu'on lui cache son état, on peut le faire sans inconvénient, et même, il y a de l'humanité à lui dérober
l'horreur de ses derniers moments ; mais si la nature
peut agir encore pour ramener la santé, si elle laisse
quelque espoir, pourquoi ne pas lui révéler un danger
qui le disposera à plus de docilité et d'obéissance ? Le
voyageur qui méconnaît le péril, s'y expose involon-
tairement et y succombe. Celui au contraire qui est
éclairé sur les dangers, les évite souvent après avoir

combiné les circonstances qui pouvaient l'y soustraire.

Avant d'accuser l'art, et de le taxer d'impuissance, il importe donc essentiellement de le considérer dans son application, de se pénétrer des difficultés qu'il rencontre chaque jour auprès des malades.

Partant de ce principe, je crois voir, dans la résistance des phthisiques, dans leur négligence, ou dans la pénurie de leurs moyens, l'une des causes qui ont le plus accrédité l'opinion que j'examine en ce moment. Il est possible aussi que des observations puisées dans les hôpitaux, lui aient donné plus de consistance qu'elle n'en doit avoir.

La plupart des médecins qui ont traité *ex-professo* de la phthisie, ont jugé de cette maladie d'après les remarques qu'ils ont faites dans les hôpitaux, lieux où il est presque impossible de la guérir; ils n'ont pas réfléchi que le développement des maladies est tout-à-fait changé dans ces lieux de douleurs. Quelle différence de situation entre ce malade fortuné, qui, paisible chez lui, au sein d'une famille empressée, voit tous ses désirs prévenus, tous les ordres du médecin ponctuellement exécutés ; et ce malheureux qui languit dans un hôpital, abandonné à lui-même et réduit à la froide compassion de quelques domestiques endurcis par l'habitude de leur état! Qu'il y a loin, pour ce dernier, des soins attentifs de l'amitié, à ceux que lui accorde une parcimonieuse bienfaisance ! Comment juger exactement de la curabilité de son mal, lorsqu'à tant de causes qui le modifient, qui l'irritent, se joint l'inconvénient plus grave résultant de médica-

ments souvent altérés, administrés à des heures peu
convenables, par des femmes ou des valets ignorants?
Oh! combien est répréhensible la négligence des médecins qui confient à de tels agents le soin précieux d'ad-
ministrer les remèdes qui doivent décider de la vie ou
de la mort d'un malade! Quel reproche n'est-on pas en
droit de leur faire, quand on pense qu'ils pourraient
employer à ce service des élèves, qui s'y prêteraient
d'autant plus volontiers que leur instruction en pro-
fiterait, qu'un tel service les mettrait, plus que tout
autre, à même d'observer la marche des maladies,
certaines révolutions ou crises, et qu'il leur fournirait
surtout l'occasion de bien apprécier l'action des médicaments ?

Il n'est pas étonnant, d'après cela, que les médecins
qui ont pris les maladies observées dans les hôpitaux
pour règle de leur opinion, aient regardé la phthisie
comme une maladie incurable: elle l'est véritablement
dans ces lieux, où tout conspire contre une organisation altérée, où rien ne donne à la constitution affai-
blie la force et le ressort dont elle a besoin. Un air fétide, une vie sédentaire, un appareil journalier de maladie ou de mort, des aliments trop grossiers, des
affections morales tristes, paralyseront toujours, dans
les hôpitaux, les efforts de l'art, et y arrêteront la cure
de la phthisie, comme celle de la plupart des maladies
chroniques. Une autre cause, que je ne dois pas omettre,
qui a, plus qu'on ne pense, concouru à faire regarder la
phthisie comme incurable, c'est la persuasion où l'on
était généralement, il y a peu d'années, qu'on ne pou-

vait la reconnaître, lors de son premier degré. Pour prononcer d'une manière certaine sur son existence, on attendait que les symptômes les plus alarmants se fussent développés, tels qu'expectoration sanguine, crachement de pus, fièvre lente aux diverses heures du jour, difficulté de respirer, sueur abondante, colliquation, etc.; et comme alors la désorganisation est trop avancée pour que des secours tardifs puissent rétablir un viscère gravement endommagé, on croit que le mal est incurable, parce qu'on manque de données exactes pour en saisir à propos le caractère. Ne vouloir reconnaître la phthisie que lorsqu'elle est arrivée à son dernier degré, est une absurdité dangereuse. « Cette manière, dit M. Bayle, de considérer la phthisie « est aussi ridicule que celle d'un naturaliste qui, « voyant un chêne, refuserait absolument de lui don- « ner ce nom, parce qu'il n'offre pas encore tous les « caractères génériques et spécifiques. »

C'est dans la phthisie que l'analyse des symptômes est de la plus haute importance ; elle est le flambeau qui doit guider le médecin dans la route incertaine où il est souvent enveloppé de ténèbres, où les sens peuvent laisser échapper bien des choses essentielles.

Dans l'établissement du diagnostic de cette maladie, on doit, avant tout, remonter à l'histoire générale du malade. Cette connaissance préliminaire prépare, dispose l'esprit à saisir la vérité ; elle l'éclaire dans la recherche, dans l'observation des symptômes essentiels et secondaires ; et à l'aide d'une telle marche, quoique très-simple, en remontant à toutes les causes éloignées prédisposantes ou occasionnelles, en comparant chaque symptôme, en distinguant ce qui est constant de ce qui ne l'est pas, on lève bien des obstacles, on établit sûrement son diagnostic.

Notre principal but étant de combattre l'opinion trop généralement établie sur l'incurabilité de la phthisie, nous allons passer en revue les principales lésions des poumons, depuis la plus simple jusqu'à la désorganisation la plus grave. Dans le cours de cet examen nous verrons jusqu'à quel point on peut se flatter de guérir telle ou telle lésion.

Une blessure faite aux poumons par un corps tranchant peut mettre les jours du malade en danger; mais elle n'est pas mortelle, si le médecin est appelé assez à temps pour prévenir les accidents inflammatoires. De même, celle faite par des corps contondants, quoique plus grave, n'est pas moins curable; en voici un fait qui m'est personnel : j'aime à le rapporter, parce qu'il me rappelle un souvenir qui m'est cher, ayant été assez heureux pour conserver à la patrie l'un de ses braves défenseurs.

Dans la journée trop mémorable du 30 mars 1814, je me trouvais, ainsi que beaucoup d'autres gardes nationaux, hors des barrières de la capitale, m'efforçant de concourir à sa défense, lorsqu'un officier de la garde impériale fut, près de moi, atteint d'une balle qui lui traversa la poitrine, qui passa entre la cinquième et sixième vraie-côte, un peu au-dessous du téton gauche, qui divisa le tissu pulmonaire, et s'arrêta près de la sixième vertèbre dorsale, sans l'altérer. Arrivé à la barrière Saint-Denis, j'en fis l'extraction *; un sang écumeux sortit aussitôt par l'ouverture que je venais de pratiquer.

Cet officier, transporté chez moi, eut une hémorragie si abondante qu'il tomba en syncope. Retenu à la barrière par de nombreux blessés, je fis prier le docteur Delondre de lui donner des soins jusqu'à mon arrivée, soins qu'il s'empressa de venir lui prodiguer. De retour à minuit, je fis une forte saignée, ayant remarqué un pouls dur, beaucoup de chaleur, de l'oppression, et une expectoration sanguine abondante; cette opération calma un peu les accidents, qui reparurent le lendemain matin, mais qu'une nouvelle saignée diminua encore. Le soir du même jour, et les jours suivants, ils se manifestèrent de nouveau. L'emploi du même moyen, répété pendant six jours, soir et matin, en prévint le retour. Je donnai à mon malade, pour toute boisson, une légère eau d'orge édulcorée avec le sirop de guimauve et une infusion de violette. Depuis le troisième jour jusqu'au sixième, il expectora un sang noir et grumelé, mêlé d'un peu de pus; le septième, le sang avait disparu. Il ne restait plus d'autre expectoration que celle d'un pus blanc et inodore. Le quatorzième, cette expectoration cessa presque entièrement; le dix-huitième, l'une et l'autre

---

* Ayant pour *seul aide* M. Viennot, notaire à Paris, qui m'a assisté avec un zèle plein d'humanité, des hommes féroces s'étant plus occupés, dans cette journée, d'assurer le succès de leur perfidie que de préparer des ambulances pour y recevoir nos malheureux blessés.

plaie se trouvèrent cicatrisées; et le vingt-quatrième jour, ce brave officier me quitta, jouissant d'une parfaite santé. Le sujet de cette observation est le lieutenant Petit, de Niort.

Cette observation, et un grand nombre d'autres que je crois superflu de rapporter ici, prouvent évidemment, comme je l'ai avancé plus haut, que les plaies faites aux poumons par des instruments contondants ne sont pas moins susceptibles de guérison que celles faites au même organe par des instruments tranchants.

Peut-on se flatter des mêmes espérances de guérison, lorsqu'au lieu de plaies simples et contuses, il s'agit de plaies provenant d'une inflammation aiguë ou chronique, et connues sous le nom de *vomiques?* Cette question, qui devrait être résolue dans un sens affirmatif, fait l'objet de difficultés très-sérieuses, depuis que des médecins justement estimés ont soutenu la négative. De ce nombre se trouvent surtout MM. Bayle, Ruillier et Cayol : ayant remarqué que des empyèmes enkistés s'étaient fait jour par la voie des bronches, ils ont cru trouver dans cette observation la preuve que les vomiques guéries n'étaient que des empyèmes mal caractérisés. Suivant eux, l'analogie des causes et des symptômes a donné lieu à cette méprise; et il en est résulté qu'on a fait participer les vomiques à la curabilité des empyèmes, tandis qu'ils regardent les vomiques proprement dites, c'est-à-dire les amas de pus formés dans la substance même du poumon, comme au-dessus des ressources de la nature et de l'art. M. Bayle traite ce point de médecine-pratique, dans ses *Recherches sur la phthisie pulmonaire*, et M. Ruillier dans son précieux travail sur l'*empyème*. Il n'est pas inutile de rapporter les propres expressions de ce dernier, pour mieux apprécier sa théorie. « De même, dit-il, que l'empyème se fait jour « au-dehors et guérit par cette voie, quelques obser- « vations semblent constater qu'immédiatement ou- « vert du côté des bronches, le pus a pu être expulsé « par l'expectoration. Mais nous pensons que, dans « ces sortes de cas, le plus souvent mal à propos con- « sidérés comme des vomiques (abcès incurables, dit- « il, et qui conduisent inévitablement à la phthisie « ulcéreuse), la guérison n'a eu lieu que pour l'espèce « d'empyème partiel, qu'on nomme enkisté, mieux « désigné, par les anciens, sous le nom de vomique « lymphatique, et dont la position n'aura pas été trop « déclive. » Quelque respect que j'aie pour ces autorités, je ne craindrai point d'émettre une opinion contraire. Pour raisonner méthodiquement et pour répondre à chacune des objections proposées, j'examinerai si une vomique, par cela même qu'elle a le caractère de vomique, est incurable de sa nature; j'établirai, par voie de conséquence, que les observations rapportées par les auteurs, sur la guérison de certaines vomiques, ne sont pas aussi dénuées de fondement qu'on pourrait le supposer.

Ces deux propositions justifiées, il me sera facile d'arriver à la démonstration de ma proposition principale, c'est-à-dire de prouver que la phthisie est curable, et très-curable, dans les cas si redoutés de vomiques.

D'abord, quant à l'organisation du poumon, on voit, par ses fonctions, par ses rapports sympathiques avec tous les organes du corps, qu'il est le plus exposé à toutes les inflammations de tous genres, soit aiguës, soit chroniques. On remarque, en effet, qu'il est composé de vaisseaux sanguins, artériels, veineux, capillaires, exhalants et absorbants; qu'il est composé, en outre, d'un tissu cellulaire lâche et abondant qui unit ces divers systèmes; que des glandes lymphatiques et bronchiques s'y trouvent disséminées; qu'une membrane séreuse l'environne à sa circonférence; qu'une autre, appelée muqueuse, en tapisse l'intérieur; que l'une et l'autre de ces deux membranes ont des fonctions si importantes, qu'elles ne peuvent être troublées sans que l'organe auquel elles s'appliquent ne s'en ressente vivement. Une telle organisation est bien propre à déterminer des inflammations et des collections purulentes, soit dans la substance pulmonaire, où le tissu cellulaire abonde; soit dans les cavités de la plèvre. D'après cela, on sent que ces collections ne doivent pas être aussi rares que paraissent le croire les médecins que je viens de citer, particulièrement M. Bayle.

Avant de passer à l'examen de cette dernière proposition, je dois, pour la plus grande intelligence, exposer chacune des causes et chacun des symptômes différents qui mettent le praticien à même de distinguer l'empyème de la vomique, ces lésions ayant entre elles bien des rapports communs. Ainsi, l'une et l'autre de ces collections purulentes surviennent, en général, à la suite de fluxions de poitrine et de pleurésies. Elles surviennent également à la suite de certaines répercussions, d'éruptions aiguës ou chroniques; elles sont encore le résultat de certaines métastases, et de crises imparfaites, etc.

Indépendamment de ces causes communes, elles ont des symptômes communs, tels sont: 1° une gêne de la respiration, dans laquelle le mouvement d'inspiration est beaucoup plus difficile que celui d'expiration, où l'un et l'autre de ces deux mouvements sont extrêmement précipités, surtout lorsque le malade s'agite; ils ne peuvent être vifs et soutenus sans menace de suffocation ou de lipothymie, particulièrement dans l'empyème. 2° Impossibilité, pour le malade, de se coucher sur un plan horizontal, surtout dans le cas d'empyème et lorsque les vomiques occupent les lobes inférieurs; 3° sa disposition à se coucher sur le côté malade, sans qu'il puisse jamais reposer sur le côté sain, à moins d'éprouver une grande oppression et une toux fatigante; telles sont, de plus, une voix altérée, une parole entrecoupée et pénible; un sommeil agité, troublé par des rêves accablants, ou par la gêne de la respiration; enfin, un son mat dans le lieu de l'épanchement.

Mais si l'on confond quelquefois l'empyème avec la vomique d'après ces rapports communs, il est facile de les reconnaître à certains traits caractéristiques.

L'empyème, par exemple, survient plutôt à la suite

des pleurésies ou pleuro-péripneumonies; la vomique, à la suite de la péripneumonie simple. La respiration se trouve plus gênée dans l'empyème, et accompagnée d'un sentiment de plénitude gravative vers la région du diaphragme, tandis que ce symptôme ne se manifeste que rarement dans la vomique, seulement dans le cas où elle occupe les lobes inférieurs. La toux est, en général, plus sèche, plus fréquente et plus accablante dans l'empyème que dans la vomique. On sent les battements du cœur presque à droite, quand l'empyème réside du côté gauche : phénomène qui s'observe plus rarement dans la vomique. A ces raisons de différence s'en joignent d'autres qu'il est également facile d'indiquer. Lorsque l'empyème est considérable, les malades ne peuvent se coucher sur un plan horizontal, sans être menacés de suffocation; ils sont obligés de rester debout sur leur séant. Dans la vomique, au contraire, l'intensité d'un pareil symptôme n'est pas, à beaucoup près, la même. Dans ce cas, les malades peuvent se coucher plus facilement sur le côté, et même sur les deux côtés, s'il y a vomique dans chaque poumon, les collections de pus n'étant jamais aussi considérables dans la vomique que dans l'empyème.

Il est encore d'autres indices qui tiennent à une disposition locale, et qui, combinés avec les premiers, concourent à établir, d'une manière plus certaine encore, le diagnostic de l'une et de l'autre de ces collections purulentes. Ainsi, le son est très-mat vers la région inférieure de la poitrine, lorsqu'il y a empyème, quoique cette partie soit naturellement très-sonore; tandis que la même modification n'existe pas, ou du moins d'une manière aussi prononcée, quand il y a vomique : ainsi, la conformation extérieure de la poitrine éprouve de sensibles altérations, lorsque l'épanchement qui naît de l'empyème est plus ou moins considérable, plus ou moins ancien; tandis que les mêmes altérations ne s'observent pas dans la vomique, dont l'épanchement est beaucoup moindre : ainsi l'empyème produit, lorsque le corps est en mouvement, le bruit d'un liquide agité, tandis qu'un semblable phénomène ne se manifeste point quand il y a vomique; le pus, dans ce cas, se trouvant renfermé dans une étroite cavité qui le comprime en tous sens. Enfin l'on remarque que les extrémités du corps s'infiltrent bien plus promptement dans l'empyème que dans la vomique, car cette infiltration n'a pas lieu dans celle-ci.

Si l'on considère la marche des deux collections purulentes dont il s'agit, on y trouve un nouveau sujet d'observations, et de nouvelles remarques faciles à saisir. La marche de la vomique est toujours plus prompte; celle de l'empyème plus lente, plus incertaine. La vomique succède presque toujours aux inflammations aiguës du poumon, qui, arrivées au premier ou au deuxième septénaire, ne donnent aucun signe de solution; alors il y a absence d'expectoration de bonne nature, ou d'évacuations critiques. La douleur de côté, qui change de caractère, qui devient gravative de pongitive et d'aiguë qu'elle était; la dureté permanente du pouls, qui se prolonge jusqu'au onzième et même

au-delà du quatorzième jour ; l'absence de l'expectoration propre à la pneumonie, peuvent nous faire craindre la formation d'un abcès dans le poumon ; et notre
appréhension acquerra un degré de certitude de plus,
si, après ces symptômes préliminaires, nous remar-
quons les suivants : si ceux de la fièvre de suppuration
se déclarent ; si le pouls devient intermittent et irrégu-
lier ; si le visage est bouffi d'un ou des deux côtés ; si
les pommettes sont plus colorées d'un côté que de
l'autre ; si l'une des extrémités est infiltrée ; si, à quelque époque que l'on soit de l'inflammation de la poitrine, la fièvre change de caractère ; si, ayant pris
celui de suppuration, elle devient rémittente ou intermittente, chacun de ses redoublements, en quoti-
dienne ou en tierce, commençant par un frisson ; si
la toux persiste sans expectoration, ou avec des crachats semblables à de la salive. Alors on n'entend point,
dans ce cas, la respiration comme du côté opposé, et
le son est mat ; quelquefois cependant ce dernier
signe manque, lorsqu'il y a de l'air épanché avec le
pus ou la sérosité ; et même il est souvent plus sonore
que du côté sain ; mais l'absence du bruit respiratoire
vous instruit de cette complication ; et comme le liquide est plus pesant que l'air, il est rare que le son
mat ne se trouve pas à la partie la plus déclive. De
même encore, il est un cas où l'on peut entendre le
bruit respiratoire : c'est dans celui d'adhérence du
poumon à la plèvre costale ; mais l'ensemble de tous
les phénomènes ci-dessus, l'application du pectoriloque, ou de l'oreille même, sur les différents points

du côté malade, dissipent aisément le doute qu'un tel cas pourrait faire naître, la respiration ne se faisant entendre que dans une très-petite étendue, vers l'attache du poumon à la poitrine, entre le bord postérieur de l'omoplate et la colonne épinière.

Un tel abcès, ou vomique, ne peut exister longtemps dans le poumon, sans se faire jour soit par la voie des bronches, ce qui peut être heureux; soit dans les cavités de la plèvre, complication presque toujours mortelle. Enfin, ce qui est fort rare, le pus peut aussi se faire jour au-dehors, lorsqu'il y a adhérence du poumon à la plèvre costale.

Dans la nature du liquide qui provient de la vomique et de l'empyème, nous trouverons encore un point de lumière pour nous guider. Celui de la vomique est plus épais, plus blanc; il est mêlé de quelques stries de sang. Celui de l'empyème, au contraire, est plus fluide, comme séreux, et mêlé de quelques flocons albumineux. En se pénétrant bien de ces différences principales, on pourra reconnaître la vomique, la distinguer de l'empyème, surtout de celle qu'on appelle enkistée, qui se forme entre les lobes des poumons; car c'est cette espèce que l'on peut confondre avec la vomique, et qui a porté à croire que toutes les vomiques guéries n'étaient que des empyèmes enkistés qui s'étaient fait jour par la voie des bronches. Je suis loin de donner ces observations comme des règles infaillibles dans tous les cas; personne n'ignore combien on doit apporter de circonspection dans un jugement aussi délicat; mais si

j'accorde à MM. Bayle, Ruillier et Cayol, qu'on a souvent confondu ces deux espèces de collections sous
le rapport de leur guérison; je suis fondé à croire
qu'ils se trompent, à leur tour, lorsqu'ils affirment
et posent en fait que toutes les vomiques guéries,
citées par les auteurs, n'étaient que des empyèmes
enkistés; ils nous paraissent avoir établi une thèse
générale sur quelques faits particuliers.

A présent que j'ai exposé mon opinion sur les principaux signes de l'empyème et de la vomique; que je
les ai mis en parallèle l'un avec l'autre; et qu'à l'aide
de ce parallèle, j'ai indiqué leurs points de ressemblance, ainsi que leurs points de dissemblance, je dois,
d'après le plan que je me suis tracé, traiter la question relative à la curabilité de la vomique : question
si importante, que je ne craindrai pas, au risque
même d'être un peu long, de lui donner tous les développements dont elle est susceptible. Comme, en
pareille matière, le secret de la démonstration consiste
moins à présenter une théorie, qu'à combattre le pré-
jugé reçu, et qu'à détruire les objections sur lesquelles
il se fonde, je vais de suite apprécier les raisons qui
donnent quelque consistance à l'incurabilité de la vomique.

Je vais commencer par rapporter, textuellement, le
raisonnement de ces messieurs. Si je parviens à réfuter leur doctrine, à en faire sentir le vice, j'établirai
plus facilement ma thèse; et le lecteur, moins pré-
venu, entrera plus volontiers dans ma confidence.

« Supposons, disent-ils, que le foyer soit unique,

« ce qui est fort rare, et qu'il vienne à s'ouvrir dans
« une des ramifications des bronches, comme cela ar-
« rive ordinairement : conçoit-on que la matière qu'il
« renferme puisse s'évacuer complètement? Que les
« parois puissent se rapprocher, s'agglutiner, se réunir
« par une véritable cicatrice, malgré les mouvements
« continuels du poumon, et le contact inévitable de
« l'air avec tous les points du foyer? Ne sait-on pas,
« au contraire, que les abcès extérieurs qui sont dans
« de telles conditions ne guérissent jamais, à moins
« que l'art ne vienne au secours de la nature, en ga-
« rantissant l'ulcère du contact de l'air, en changeant
« sa forme, au moyen d'une compression soutenue,
« d'une incision qui s'oppose au séjour du pus, etc.,
« toutes choses qui sont évidemment impraticables
« pour les abcès du poumon? » Par là, comme on le
voit, le contact de l'air extérieur, toujours nuisible
aux plaies; le séjour forcé du pus dans la partie malade; l'impossibilité de soustraire l'ulcère aux mouvements continuels de la respiration; la difficulté que
rencontre le développement des bourgeons charnus,
sont, suivant eux, des obstacles qui s'opposeront toujours à la guérison des vomiques. Or, il m'est aisé de
prouver que, sur chacun de ces points, leur jugement
est tout-à-fait en défaut.

D'abord, il n'est pas vrai que l'air soit par lui-même
nuisible aux plaies du corps. Ce fluide n'a un effet
dangereux et ne vicie la nature du pus, qu'autant qu'il
séjourne trop long-temps dans la plaie, parce qu'il se
trouve, dans ce cas, altéré par les miasmes plus ou

moins délétères qui en émanent; alors il peut nuire à la qualité du pus; mais, dans le cas dont il s'agit, il ne saurait ni en altérer la nature, ni être altéré lui-même par son séjour dans la vomique. Il est changé presque en totalité à chaque mouvement d'inspiration ou d'expiration. Il est à remarquer d'ailleurs que si l'air atmosphérique nuit quelquefois aux plaies, c'est par le froid qu'il répand sur l'exhalation purulente, et par l'espèce de desséchement qu'il y détermine. Ce qui prouve la vérité de cette assertion, c'est qu'on voit les animaux guérir parfaitement, quoique leurs plaies soient continuellement exposées à l'air, à cause du soin qu'ils ont de les humecter en les léchant souvent, et aussi à cause du soin qu'ils ont de se placer dans les lieux les plus chauds. Un instinct, bien digne d'observation, les avertit, à cet égard, des fâcheuses influences de l'air. Or, ni l'un ni l'autre de ces inconvénients ne sont à craindre par rapport aux vomiques, attendu que l'air perd ses deux principes nuisibles, en traversant les différentes cavités qui conduisent aux poumons. Chemin faisant, il se charge d'une certaine humidité et d'une certaine quantité de calorique qui se trouvent sur son passage. D'après cela, je suis fortement porté à croire que le premier obstacle signalé par la plupart des praticiens, est moins réel qu'imaginaire.

Ils regardent, en second lieu, la permanence du pus dans la partie malade comme une cause d'incurabilité qui tient à la disposition de l'organe, et qui ne permettra jamais de lui donner une évacuation salutaire. Mais ils n'ont pas réfléchi qu'il existe, dans les mouvements continuels d'inspiration et d'expiration, un mode d'évacuation simple et puissant. Par ces mouvements alternatifs, le pus est sans cesse chassé du foyer où il s'amasse; et ce qui tend encore à son expulsion, c'est que l'air, attiré dans les poumons par le mouvement d'inspiration, dilate les vésicules bronchiques, produit, par cette dilatation, une compression sur les parois du sac où le pus se trouve renfermé, force ce pus à s'échapper par l'ouverture qu'il s'est faite dans les bronches, et facilite, de cette manière, son évacuation qui serait bien plus difficile, sans ces mouvements répétés. Un autre avantage de la pression dont il s'agit, c'est qu'elle favorise peu à peu le rapprochement des parois. Il est vrai qu'ils semblent considérer les mouvements de la respiration, comme nuisibles en eux-mêmes à la cicatrisation des plaies du poumon; mais la cicatrisation journalière de semblables plaies, malgré ces mouvements, répond victorieusement à cette troisième objection; quant aux bourgeons charnus, je ne vois pas pourquoi ils se développeraient plus difficilement dans la substance pulmonaire que dans les autres foyers purulens, puisqu'un tissu cellulaire très-répandu favorise également, dans cette occasion, la végétation vasculaire indispensable pour la cicatrisation de toute espèce de plaies.

C'est donc à tort, ce me semble, que les auteurs modernes qui ont traité, *ex professo*, de la phthisie, trouvent, dans ces causes, des obstacles insurmontables à la guérison des vomiques. C'est à tort, dis-je, qu'ils se fondent sur de semblables causes, puisque l'air n'a pas, sur les plaies du poumon, l'influence fâcheuse qu'il exerce sur les autres plaies ; puisque l'évacution du pus s'opère très-bien dans la vomique ; puisque les bourgeons vasculaires s'y développent très-bien aussi ; puisque le mouvement imprimé par la respiration, loin d'avoir un effet nuisible, sert au dégorgement du poumon ; puisqu'enfin la vomique simple, bien considérée, n'est qu'un abcès, semblable à ceux qui se manifestent dans les autres parties du corps : seulement il est plus grave, exige un régime plus sévère, et peut dégénérer en phthisie, si un traitement sage n'est rigoureusement observé *.

Maintenant interrogeons la pratique, c'est à elle que nous confions la tâche de dissiper le doute qui peut régner encore sur la curabilité des plaies du poumon, suite des collections purulentes qui se forment dans son parenchyme.

Je rapporterai un fait tiré de ma pratique, ensuite j'en puiserai plusieurs autres dans le précieux ouvrage de M. Laennec (*de l'Oscultation médiate.*)

M. D***, sellier, âgé de vingt-sept ans, d'une bonne constitution, fut atteint, en 1813, d'une affection

---

* Ce que j'ai dit ici de la vomique s'étend à tous les foyers purulents qui peuvent se former dans la substance du poumon. Ces foyers purulents, il faut l'avouer, sont toujours très-graves, et plus de malades en périssent qu'il ne s'en sauve, lorsqu'il existe des engorgements tuberculeux, et que les malades sont épuisés par des maladies antérieures et de longue durée.

catarrhale, simple d'abord, et compliquée ensuite d'expectoration sanguine. Pendant les trois premiers mois, il suivit un régime peu méthodique, ne prenant les avis que d'un pharmacien et d'un herboriste. Mais les accidents devenant plus graves, se compliquant de fièvre, d'oppression, de point de côté, il me fit appeler. Arrivé près de lui, je trouvai le *facies* un peu coloré, surtout la joue du côté gauche plus rouge et brûlante, la poitrine percutée dans tous les points ; je remarquai un son mat, vers la cinquième et sixième vraie côte du côté gauche et postérieurement, lieu où se faisait ressentir le point de côté qu'il éprouvait plus vivement dans les fortes inspirations. Le mucus expectoré était peu abondant et nullement en rapport avec la violence de la toux, qui était souvent sèche ; les urines étaient un peu colorées et plus rares que dans l'état de santé. Une légère sueur se remarquait tous les matins au réveil ; le sommeil était assez bon, mais il fallait que le malade se couchât sur le côté souffrant : la marche était toujours accompagnée d'une toux plus sèche et plus fréquente, aussi marchait-il avec beaucoup de lenteur. Le pouls était fréquent, se déprimait facilement par la pression, il y avait de l'altération et peu d'appétit. La langue était simplement saburrale.

Je fis appliquer de suite dix sangsues sur le lieu même de la douleur, et immédiatement après, un cataplasme de farine de lin. J'ordonnai une légère eau de veau émulsionnée, une infusion de fleurs de mauve et pour tout aliment quelques cuillerées de semouille, quatre heures après les sangsues. Le lendemain la fièvre était à peine sensible, le point de côté avait disparu, le pouls était plus souple, la figure moins colorée, surtout la joue du côté gauche moins brûlante; pendant cinq à six jours, il prit les mêmes boissons ; je fis mettre un vésicatoire sur la poitrine, un peu à côté du point douloureux; on appliqua les cataplasmes, seulement pendant la nuit; et contre mon consentement, le malade prit plus d'aliments et sortit tous les jours faire une promenade sur le boulevard où se trouvait son atelier.

Lors de ma troisième visite, le dixième jour du traitement, je trouvai moins de fréquence dans le pouls, le point de côté n'avait pas reparu, et la toux était toujours assez fréquente, quoique moindre. Enfin, le vingt-troisième jour, le malade se trouvant à-peu-près dans le même état, seulement un peu plus oppressé, essaie de danser à la noce de sa sœur ; mais à peine s'était-il élevé trois à quatre fois de terre, qu'il fut pris d'une quinte de toux des plus violentes, avec menace de suffocation, laquelle fut bientôt suivie d'une expectoration de pus très-abondante, mélangée de stries de sang : reconduit chez lui, remis au lit, l'expectoration et la toux diminuèrent. Pendant quinze jours, il continua à expectorer un pus de bonne nature, avec facilité, sans trop d'efforts ; et un mois après, il fut rendu à ses occupations habituelles. Voilà près de onze ans que cet accident est arrivé : M. D*** n'a éprouvé aucune affection de poitrine depuis.

La marche de cette maladie, la quantité de pus, sa

nature, le soulagement qui survint peu après son évacuation, la cause qui provoqua sa sortie, le siége du mal, si évident par la percussion et par l'ensemble de tous les symptômes que nous avons énumérés, prouvent évidemment qu'un abcès ou vomique a existé dans la substance même du poumon, et que la cicatrisation s'est opérée complètement; la toux ayant entièrement cessé, et le malade ayant joui, ensuite d'une bonne santé.

Avons-nous des faits d'anatomie pathologique qui prouvent que des abcès formés dans la substance pulmonaire aient été guéris complètement et aient laissé, après la mort, des cicatrices évidentes ? Parmi les nombreux cadavres que j'ai ouverts, j'en ai rencontré plusieurs qui m'ont offert des cicatrices très-bien organisées ; beaucoup d'auteurs rapportent des faits qui le prouvent évidemment : l'ouvrage de M. Laennec en renferme plusieurs très-remarquables ; le rang que cet auteur occupe en médecine me porte à rapporter, de préférence, les faits qui se trouvent consignés dans son traité (*de l'Osculation médiate*, année 1819). En voici l'extrait : nous regrettons de ne pouvoir les rapporter textuellement, mais il s'y trouve joint une foule de détails trop longs pour notre sujet.

Observ. VI. Cicatrice celluleuse ancienne dans le poumon, chez un homme mort d'une pleurésie chronique et d'une péritonite aiguë (tome 1 , page 88).

« Un ancien notaire de Nantes, âgé de soixante-cinq
« ans, tombé dans l'indigence, et exposé, depuis plu-
« sieurs années, à des besoins de toute espèce, entra à
« l'hôpital Necker, le 29 décembre 1817, ne se plai-
« gnant d'autre chose que d'une gêne de respiration,
« à laquelle il était sujet, depuis long-temps, et qu'il
« qualifiait d'asthme.

« La percussion ne donnait aucun résultat, à raison
« de l'embonpoint excessif du sujet; la poitrine parais-
« sait seulement résonner un peu moins sous la cla-
« vicule droite : mais la respiration, examinée à l'aide
« du cylindre , ne s'étendait nullement dans toute
« l'étendue du côté droit, et était au contraire très-so-
« nore dans le côté gauche de la poitrine.

« D'après ces symptômes, je regardai le malade
« comme atteint d'une péripneumonie latente du côté
« droit. » Il y succomba le quatorzième jour. Je passe
ici sous silence quelques détails.

« *Ouverture cad.* Pâleur générale, embonpoint mé-
« diocre, infiltration des membres thorachiques, et
« surtout du côté droit......

« Le poumon gauche adhérait, par son sommet, à la
« plèvre costale, au moyen de tissu cellulaire acci-
« dentel, ancien et bien organisé. A l'endroit où cette
« adhérence avait lieu, se trouvait une dépression
« comme froncée, au centre de laquelle existait une

« petite ossification ; de ce point partait une traînée de
« tissu cellulaire très-blanc, assez fortement condensé,
« mais qui cependant n'avait pas tout-à-fait la consis-
« tance membraneuse. Cette sorte de traînée avait envi-
« ron un pouce de longueur sur six lignes de largeur et
« trois d'épaisseur inégale. Des tuyaux bronchiques,
« de la grosseur d'une plume de corbeau ou un peu plus
« volumineux, se terminaient dans ce tissu cellulaire
« dont la couleur blanche contrastait singulièrement
« avec la teinte grise du tissu pulmonaire et qui était
« évidemment une cicatrice. Ces rameaux bronchiques
« paraissaient oblitérés. Le tissu du poumon était cré-
« pitant dans toute son étendue, et un peu infiltré de
« sérosité sanguinolente. Il n'y avait de tubercules ni
« dans l'un, ni dans l'autre.

*Observ. VII. Cicatrice fibro-cartilagineuse ancienne
dans un poumon, chez un homme mort de péripneumonie* (tome I. page 94).

« Un manœuvre, âgé de soixante-deux ans, d'une
« forte constitution et d'un tempérament sanguin, tous-
« sait habituellement depuis cinq ans. Le 4 avril 1818,
« il fut pris, en travaillant, d'une douleur assez vive
« dans la partie latérale et inférieure gauche de la poi-
« trine ; bientôt cette douleur s'étendit à presque tout
« le côté gauche : la respiration devint difficile, haute
« et douloureuse, le malade ne pouvait se coucher
« sur le côté affecté. Cet état s'aggrava chaque jour. Il
« entra à l'hôpital Necker, le 8 du même mois. Examiné

« le même jour, il présenta les symptômes suivants :

« Embonpoint médiocre, pâleur générale, pommette
« gauche légèrement colorée, lèvres bleuâtres, gonfle-
« ment des jugulaires externes, pouls faible et fréquent,
« respiration courte, haute, douloureuse et se faisant
« la bouche très-ouverte, toux peu fréquente, et par
« quinte, expectoration très-visqueuse, spumeuse, demi-
« transparente, peu abondante, et mêlée de quelques
« crachats jaunes et opaques.

« La poitrine percutée rendait un son assez bon à
« droite, moindre à gauche. L'examen de la respira-
« tion par le cylindre donnait une différence beaucoup
« plus marquée, car on ne l'entendait nullement dans
« presque toute l'étendue du côté gauche, tandis qu'à
« droite elle était assez forte et accompagnée de râle
« et d'une sorte de sifflement. Les battements du cœur
« étaient fréquents et assez réguliers. Les contractions
« des ventricules donnaient un son très-obtus et une
« impulsion un peu forte ; celles des oreillettes étaient
« accompagnées d'un son clair : on entendait bien les
« dernières sous les clavicules.....

« D'après ces données, on établit provisoirement le
« diagnostic suivant : *pleuro-pneumonie du côté gauche,*
« *tubercules, légère dilatation du cœur.*

« Le malade mourut dans la nuit suivante.

Ouverture du cadavre, faite trente-six heures après la
mort.

« Le poumon droit adhérait à la plèvre dans toute
« son étendue, par un tissu cellulaire bien organisé,
« abondant, et évidemment d'ancienne date. Au som-

« met du poumon, l'adhérence était beaucoup plus
« intime, et avait lieu au moyen d'une substance blanche
« et fibro-cartilagineuse qui faisait corps avec le pou-
» mon, et embrassait son sommet en formant une
« sorte de calotte épaisse de plus de trois lignes au
« centre. Cette épaisseur diminuait graduellement vers
« la circonférence, jusqu'à la hauteur de la seconde
« côte, où la calotte dont il s'agit finissait en se-con-
« fondant avec la plèvre pulmonaire.

« Le poumon, très-crépitant antérieurement, l'était
« très-peu en arrière, et présentait, dans les deux tiers
« postérieurs, un tissu flasque, très-mou, et fortement
« infiltré de sang très-liquide, comme séreux, et à
« peine spumeux. Ce poumon était marbré d'un assez
« grand nombre de taches formées par la matière noire
« pulmonaire. Le sommet du lobe supérieur présentait
« une disposition tout-à-fait remarquable : jusqu'à la
« hauteur de la deuxième côte, il offrait un tissu très-
« ferme et nullement crépitant : cette disposition
« dépendait de la présence d'une masse fibro-cartila-
« gineuse de la grosseur d'une noix et de forme irré-
« gulièrement conique, qui était, en cet endroit, plon-
« gée dans le tissu pulmonaire, auquel elle adhérait
« intimement et par continuité de substance. Cette
« masse d'un blanc brillant et opaque contrastait sin-
« gulièrement avec le tissu pulmonaire, qui, en cet en-
« droit, contenait beaucoup plus de matière noire
« que partout ailleurs. La couche de ce tissu qui sépa-
« rait la masse, dont il s'agit, de la calotte décrite
« ci-dessus, était épaisse d'une à deux lignes, et sui-

« vant les endroits, tout-à-fait noire. Incisée dans di-
« vers sens, la masse fibro-cartilagineuse présentait
« tout-à-fait l'aspect d'une cicatrice ; on y distinguait,
« dans un ou deux points très-peu étendus, une tex-
« ture plus molle, analogue à celle du tissu cellulaire.
« Ces points étaient infiltrés d'une sérosité transpa-
« rente.

« Plusieurs tuyaux bronchiques venaient se perdre
« et s'oblitérer dans cette masse. Deux, entre autres,
« aussi gros qu'une plume d'oie, se rendaient à la
« partie inférieure et se terminaient là, en formant un
« cul-de-sac. L'un deux pouvait être suivi, jusqu'à
« une distance d'un demi-pouce, dans la masse carti-
« lagineuse. Immédiatement après avoir formé le cul-
« de-sac indiqué ci-dessus, dont le diamètre avait au
« moins deux lignes, et dont la membrane muqueuse
« était d'un rouge très-intense, ce rameau se rétrécis-
« sait tout-à-coup en entrant dans la tumeur, de ma-
« nière à égaler à peine le volume d'une plume de cor-
« beau. Il ne présentait plus de cavité, et acquérait une
« blancheur et une texture tout-à-fait semblable à celle
« de la tumeur, dont il se distinguait cependant très-
« bien par la direction de ses fibres. Une légère nuance,
« dans la couleur de ces mêmes fibres, faisait recon-
« naître encore, dans le faisceau formé par le rameau
« bronchique oblitéré, les parois de ce tube et la place
« qu'avait occupée sa cavité.

« Dans le poumon gauche, et à la partie supérieure,
« se trouvait une petite excavation capable de contenir
« une noisette ; et vers l'origine des bronches se trouvait

« un seul tubercule de la grosseur d'un grain d'orge,
« ramolli à consistance de fromage mou. Les trois
« quarts postérieurs de ce poumon offraient une con-
« sistance semblable à celle du foie....... Nous passons
sous silence beaucoup de détails inutiles à notre sujet.

« Si l'on eût pu obtenir, ajoute M. Laennec, des
« renseignements sur les maladies antérieures des su-
« jets de ces observations, on eût appris, sans doute,
« que tous avaient éprouvé, à une époque quelconque,
« une toux de longue durée, ou un catarrhe grave, ou
« même une maladie prise, long-temps d'avance, pour
« la phthisie pulmonaire, et terminée par une guérison
« inespérée.

« Les exemples de fistules (continue-t-il un peu plus
« bas) et de cicatrices pulmonaires, au contraire, sont
« extrêmement communs ; je n'en ai rapporté qu'un petit
« nombre, et je les ai choisis parmi mes observations
« récentes, parce qu'ayant porté, depuis quelque temps,
« une attention plus particulière sur ce point d'anato-
« mie pathologique, j'ai pu observer et décrire ces faits
« avec plus d'exactitude ; mais j'avais eu antérieurement
« occasion de rencontrer assez fréquemment des dis-
« positions semblables, et je les ai même décrites en
« partie ailleurs. » (*Dict. des Sciences méd.*, art. *Car-*
tilages accidentels.)

De ces considérations premières sur les plaies simples du poumon, et sur les vomiqués ou collections
purulentes formées dans la substance même du poumon, nous passons à une autre espèce de lésion non
moins grave, et généralement considérée comme in-

curable. Cette espèce de lésion est la *phthisie tuberculeuse*, l'une des plus fréquentes et des plus justement redoutées du médecin.

Mais avant d'examiner l'importante question de sa curabilité, arrêtons - nous un instant sur le caractère propre de cette affection, quoique la seconde partie de ce mémoire doive être consacrée exclusivement à son histoire.

Tout nous porte à croire que le système lymphatique est spécialement le siége de ce mode de lésion, les tubercules se remarquant dans les organes et appareils où ce système et ses glandes sont plus nombreuses et plus développées ; chez les personnes d'un tempérament lymphatique, d'une constitution faible ; chez les enfants et les adolescents, où le même système prédomine : car cette dégénérescence survient aux époques de la vie où le système lymphatique est le plus généralement atteint de maladies ; et l'on sait que c'est particulièrement de 5 à 25 ans, que les lésions de ce système se remarquent le plus généralement ; et que c'est aussi vers les dernières années de cette période de la vie, que la phthisie exerce ses ravages. Si un certain nombre de phthisiques parcourent une plus longue carrière, on ne doit souvent l'attribuer qu'à un traitement médical sagement conduit, ou à des circonstances purement fortuites qui ont modéré les accidents, et enrayé par conséquent la marche de cette lésion.

Les tubercules, observés dès les premiers temps de leur développement, sont de petits corps arrondis, gros comme des grains de millet ou de chènevis,

jaunes, grisâtres ou blancs, suivant la cause qui les a
développés : c'est ainsi qu'ils s'offrent généralement
à nous dès leur premier développement. S'ils sont
plus volumineux à cette époque, cela dépend alors
d'une affection plus éminemment scrofuleuse ; et s'ils
tiennent à cette cause, et qu'ils soient très-nombreux,
ils forment alors des masses tuberculeuses considérables, d'un jaune blanc, grumelées, et de la consistance
du fromage nouvellement caillé. Lorsqu'ils ne dépendent pas exclusivement de cette affection, ce sont,
comme nous l'avons dit, et dès leur début, de petits
corps miliaires arrondis, offrant dans leur centre un
petit point noir, qui disparaît à mesure que le tubercule se développe et passe au deuxième degré. Leur
consistance ferme, comme cartilagineuse, dépend de
leur ancienneté.

Lorsque les tubercules se développent lentement et
chez les sujets scrofuleux, ils ont plus de volume,
et sont très-peu nombreux, quelquefois même il n'y
en a que deux ou trois seulement, ce qui dépend de
l'influence plus ou moins active de leur cause, et de
l'époque de leur développement : car les lésions de ce
système ont aussi leur époque d'action. Dans l'enfance,
c'est vers la tête et vers le bas-ventre qu'elles se remarquent le plus habituellement; après ce premier
âge, c'est vers les articulations et les glandes qui les
avoisinent: enfin, après l'adolescence, la poitrine paye
à son tour son pénible tribut. Ce phénomène pathologique ne s'observe pas seulement pour le mode de
lésion qui nous occupe; beaucoup d'autres disposi-

tions pathologiques, héréditaires ou acquises, reçoivent aussi un surcroît d'activité à chaque révolution physiologique. Aussi, tout praticien exercé veille-t-il soigneusement, dans chaque espèce de lésion, l'organe qui peut être, en raison de l'âge, le siége d'un surcroît de vie : c'est surtout dans les lésions de tout un système que l'on doit être sur ses gardes. Que d'enfants périssent dans les campagnes, de la fièvre dite cérébrale, lors du développement des fièvres éruptives !, suite de l'impéritie de quelques hommes de l'art, ou de commères qui se mêlent de traiter ces maladies : les uns et les autres ne voyant que l'éruption en général, et jamais les complications qui peuvent survenir à cet âge vers le cerveau ou vers le bas-ventre.

Les tubercules sont-ils le résultat exclusif de l'inflammation, ainsi que le prétend M. Broussais ? Quoique nous ayons déja prouvé le contraire, à l'aide de faits incontestables, cette question est d'une telle importance que nous l'examinerons encore un instant. L'inflammation peut bien être une des causes surtout chez les sujets qui sont prédisposés à la phthisie tuberculeuse ; mais non la cause exclusive : elle n'est pas plus l'unique cause de cette lésion, qu'elle n'est celle des scrophules. De même que cette dernière lésion se développe spontanément sans le secours d'une inflammation, de même la phthisie constitutionnelle ou héréditaire peut se développer d'une manière insensible, sans le grand moteur universel de M. Broussais. Souvent, en effet, on voit cette espèce de phthisie s'annoncer, plusieurs années avant son entier développement, par un sentiment de malaise dans toute la poitrine, par des douleurs vagues entre les deux omoplates; et sous le sternum, par une petite toux sèche, par des hémophthisies, etc., sans être précédée d'aucune inflammation voisine ou éloignée.

Tout ce que nous venons de remarquer nous explique aussi comment des personnes, atteintes d'affections catarrhales répétées ou de longue durée, ne deviennent pas phthisiques. En effet, si l'inflammation était la cause exclusive des tubercules, comment échapperaient-elles à cette fâcheuse dégénérescence? Nous sommes donc portés à admettre une autre cause que l'exclusive inflammation; et, cette cause, nous l'appellerons *prédisposition innée*, *héréditaire*, ou *constitutionnelle*, quoique ces mots irritent M. Broussais, qui se révolte souvent contre MM. Bayle et Laennec, pour s'être servi de ces expressions dans leurs écrits. «*Telle est*, s'écrie-t-il après une longue tirade de « sarcasmes sur la DISPOSITION INNÉE, *la théorie des* « *anatomico-pathologistes. Elle rentre, comme on voit,* « *dans les principes du fatalisme.* » (*Exam.* pag. 683.) Voici, en peu de mots, celle de ce novateur : « De « même que les tubercules du poumon sont l'effet « ordinaire (nous dit-il, page 688, *Exam. des doctr.* « *méd.*) d'une phlegmasie prolongée dans la muqueuse « de l'appareil respiratoire, ainsi les tubercules du « mésentère sont provoqués par l'irritation inflamma- « toire de la tunique interne du canal digestif. Or, s'il « est vrai que cette tuméfaction soit provoquée par « l'inflammation de la muqueuse des intestins grêles,

« et qu'elle en soit une *répétition sympathique*, comme
« les gonflements des glandes de l'aine sont la répéti-
« tion d'une phlegmasie de la muqueuse du gland,
« comme ceux des glandes de l'aisselle sont la propa-
« gation d'une inflammation des doigts, les tubercules
« de ces messieurs peuvent être un produit de ce phé-
« nomène. Pour moi, je pense que c'est là le véritable
« mécanisme de la *tuméfaction des ganglions lympha-*
« *tiques des viscères.* »

Ainsi donc, suivant M. Broussais, la phthisie tuberculeuse consiste dans le gonflement ou la *tumé-*
faction des ganglions lymphatiques des viscères; ainsi,
selon lui, une inflammation au doigt, au pied, occa-
sione un engorgement sympathique des ganglions
lymphatiques de l'aine et de l'aisselle, et ce sont
là ses tubercules? Donc, une inflammation du
poumon ou de l'estomac doit aussi en occasioner
dans leurs ganglions, et être l'unique cause de la
phthisie pulmonaire tuberculeuse. Qu'il serait à dési-
rer qu'il en fût ainsi! la phthisie ne serait ni si rebelle,
ni si difficile à prévenir ou à combattre; car on sait
avec quelle facilité ces engorgements de l'aine et de
l'aisselle se résolvent constamment, lorsqu'ils sont le
résultat exclusif d'une semblable cause; et, non-
seulement ils se dissipent lorsque l'inflammation qui
les a développés sympathiquement a cessé, mais même
avant son entière disparition. Tous les jours, nous
voyons ce phénomène s'offrir à notre observation.
Qui a jamais vu, en effet, un panaris ou les ulcères
anciens des membres, bien qu'ils restent ouverts plu-

sieurs mois dans le cours de l'année, occasionner un état tuberculeux des ganglions de l'aine ou en déterminer la suppuration, à moins qu'il n'y ait un principe morbifiqne, tel que celui des scrophules ou du virus syphilitique? Mais alors, dans de tels cas, ce n'est pas simplement l'irritation sympathique qui a excité le travail de la suppuration, mais bien la présence de ces principes stimulants; car nous ne pouvons, à l'exemple de M. Broussais, ne tenir aucun compte des causes. « C'est, nous dit-il, dans les ma-« ladies appelées scrophules et syphilis que je puise les « motifs de mon opinion. On y observe, en effet, « mille cas d'inflammation des ganglions lymphatiques « de l'extérieur du corps, pour un seul cas d'inflam-« mation des ganglions viscéraux. *Quelle que soit la* « *cause* de cette différence, puisqu'elle existe, elle « doit être notée; et rien n'empêche d'en déduire des « conclusions pour éclairer la question qui nous oc-« cupe. » (*Op. cet.*, page 689.)

D'après toutes les considérations qui précèdent, nous ne pouvons admettre l'exclusive analogie que M. Broussais établit entre les tubercules pulmonaires proprement dits, et les engorgements inguinaux. Tout, au contraire, nous porte à ne pas considérer les tubercules pulmonaires comme exclusivement produits par une inflammation qui irriterait sympathiquement les ganglions lymphatiques des poumons. C'est pour avoir toujours considéré les tubercules comme effet exclusif et sympathique d'une inflammation, que leur histoire est si peu avancée, et que l'art est encore ré-

duit aujourd'hui à s'accuser d'une triste impuissance
touchant les moyens propres à prévenir ou à guérir
cette déplorable lésion.

Si nous ne regardons pas l'inflammation comme la
cause exclusive du développement des tubercules,
nous sommes loin cependant de la considérer comme
sans action. Nous la regardons, au contraire, comme
le plus puissant auxiliaire de toutes les causes prédisposantes; et, même, nous croyons que, sans son influence, beaucoup d'elles resteraient inactives. Aussi,
avec quel soin ne doit-on pas surveiller toute espèce
d'inflammation catarrhale, chez les sujets prédisposés
héréditairement ou constitutionnellement à cette grave
dégénérescence!

M. Broussais dit plus loin, pour étayer sa théorie :
« En vain les fatalistes voudraient nier l'analogie, en
« soutenant que les ganglions de l'extérieur du corps
« n'ont rien de commun, dans leur forme et dans
« leur manière de devenir malades, avec ceux qui sont
« situés dans les viscères, l'analogie de leur état patho-
« logique est aussi parfaite que celle de leurs fonc-
« tions. » Les faits et l'analogie pathologique donnent
encore ici un démenti formel à M. Broussais; car les
engorgements des ganglions lymphatiques de l'aine
et de l'aisselle, suite d'une simple inflammation sympathique, sont bien différents. On ne voit pas, dans
ces régions, des tubercules miliaires, des granulations
cartilagineuses, etc., etc. Ensuite, les engorgements
sympathiques de l'aine et de l'aisselle, comme nous
l'avons déja fait observer, suppurent rarement, à

moins qu'ils ne soient occasionnés par des inflammations scrophuleuses ou syphilitiques.

« Nos auteurs, dit-il encore plus loin, veulent éta-
« blir de grandes différences entre les tubercules des
« sujets que l'on appelle scrophuleux, et ceux des
« malades qui n'ont point reçu cette qualification ;
« mais ces petites dissemblances sont les effets de la
« différence des âges et des constitutions. La lymphe
« des personnes encore jeunes, et qui ont éprouvé
« un grand nombre d'irritations glandulaires, est, sans
« doute, un peu différente de celle des adultes d'une
« constitution plus vigoureuse et plus animalisée. »

Tout ceci n'est qu'un assemblage de subtilités. En
effet, chez les sujets scrophuleux de différents âges,
les engorgements ganglionaires sont toujours les
mêmes, et très différents de ceux qu'on observe chez
les sujets qui ne sont point atteints de l'affection
scrophuleuse ; ils sont bien plus volumineux ; ils contiennent, lorsqu'on les ouvre, avant leur ulcération
spontanée, une matière blanchâtre grumelée, caseuse ;
s'ils s'ouvrent spontanément, par les propres ressources de la nature, il en sort un pus séreux peu
consistant, dans lequel nage la matière caseuse grumelée dont nous venons de parler. Dans le cas d'engorgement non scrophuleux, le pus est d'un blanc
jaune plus consistant, mélangé de stries de sang, etc. ;
et cela s'observe dans l'enfance comme dans l'âge
viril.

« Une multitude de faits, dit M. Laënnec (*de l'Oscul.*,
« tom. I, pag. 31), prouvent que le développement des

« tubercules est le résultat d'une disposition générale;
« qu'il se fait le plus souvent sans inflammation préa-
« lable; et que, lorsque cette dernière coïncide avec
« l'affection tuberculeuse, elle lui est, le plus souvent,
« postérieure en date. » Si, en effet, une disposition
innée, constitutionnelle ou héréditaire ne présidait
pas à cette désorganisation tuberculeuse, verrions-
nous un rhume de même nature occasionner chez les
uns des milliers de tubercules, et n'en provoquer
aucun chez d'autres? Comment expliquerions-nous
encore la présence d'ulcérations graves dans l'intérieur
du parenchyme du poumon, sans aucune complication
de tubercules, si ceux-ci étaient un résultat constant
de l'inflammation? Rapportons encore un fait pour
prouver notre assertion. Les mémoires de M. Broussais nous fourniront le premier.

*Phthisie avec ulcération causée par le séjour d'une
balle dans le poumon.*

« Le nommé Monroy, âgé de trente-trois ans, d'une
« petite stature, mais large, brun, musculeux et ro-
« buste, reçut, en l'an VII, à la bataille de Novi, une
« balle à la partie supérieure et latérale droite du col,
« qui ne laissa d'autres traces que celles de son entrée.
« Les aliments et les boissons sortaient d'abord par la
« plaie, qui se ferma enfin, sans qu'on eût fait l'ex-
« traction du corps étranger. Depuis lors, Monroy
« fut sujet à la toux. Cependant, il put encore, pen-
« dant deux ans, continuer sa profession de prévôt
« d'armes. Comme elle lui fatiguait trop la poitrine, il

« la quitta, et vécut encore quatre ans dans un état
« supportable. Enfin, les deux dernières années, sa
« santé se détériora beaucoup. Il était sujet à la dys-
« pnée, à la toux nocturne, et à une petite chaleur
« plus considérable la nuit, avec des frissons irrégu-
« liers. Il ne cessait pourtant de faire des excès avec
« les femmes. Enfin, le délabrement de sa santé l'obli-
« gea d'entrer à l'hôpital de Nimègue, dont je dirigeais
« le service médical, le 26 floréal de l'an XIII.

« Il se plaignait de céphalalgie, d'accablement, d'a-
« norexie ; il avait la bouche amère, le regard triste,
« et l'haleine un peu fétide. Le pouls, à peine plus
« fréquent que dans l'état de santé, était mou et fai-
« ble ; la peau était plus froide que chaude ; le malade
« n'avait presque plus de graisse, mais les formes
« musculaires conservaient encore assez de saillie.

« Un émétique et les boissons toniques furent les
« moyens qui me parurent d'abord indiqués. Le ma-
« lade était toujours plus accablé et plus morose. Il se
« plaignait un peu de douleur de poitrine, et affectait
« de se coucher sur le côté gauche ; mais il toussait
« peu. C'est à cela que se bornaient les symptômes
« d'affection de poitrine. Tous les autres annonçaient
« une atteinte portée à la force nerveuse, et l'immi-
« nence d'une fièvre ataxique très-grave. Il y succomba
« le 1ᵉʳ prairial, après six mois d'hôpital.

« AUTOPSIE. — *Tête*. Les sinus gorgés de sang ;
« l'arachnoïde épaissie ; la pie-mère très-injectée, of-
« frant des traces d'inflammation, par des taches plus
« foncées, spécialement sur l'hémisphère droit, dont

« la substance était plus injectée et plus dense que
« celle du côté opposé. Il y avait peu de sérosité dans
« les ventricules, et beaucoup à la base du crâne.
« — *Poitrine*. Le poumon droit était sain, sans adhé-
« rences, partout crépitant et très-développé. Cette
« cavité s'était amplifiée aux dépens de l'autre. Le
« gauche adhérait dans toute sa circonférence, par un
« tissu solide et bien organisé. Tout le parenchyme hé-
« patisé, sans exception : il était creusé de sept à huit
« foyers de diverses étendues, les uns de capacité d'un
« œuf de poule, les autres moins. Vers la base du lobe
« et non loin des principales divisions de la bronche
« gauche fut rencontrée la balle, reçue sept ans avant
« la mort, dans un petit kiste très-poli à la surface in-
« terne, et qui n'avait de cavité que ce qu'il en fallait
« pour l'embrasser exactement. La substance pulmo-
« naire environnante était plus dure que tout le reste
« et comme calleuse. — *Abdomen*. On n'y voyait d'au-
« tres désordres que la décoloration et l'affaissement
« des viscères de la digestion. Le cadavre, dépourvu
« du tissu adipeux, offrait des muscles rouges, consis-
« tants et encore assez volumineux. »(*Hist. des Phem.
chron.*, tome I.) Certes, si jamais inflammation eût dû
produire la dégénérescence tuberculeuse, c'est bien
l'affection ci-dessus qui s'est prolongée pendant plusieurs années, qui a été tellement grave et étendue,
qu'elle a occasionné la mort : car la fièvre ataxico-
symptomatique n'était que le résultat du désordre de
tout le parenchime pulmonaire.

« L'histoire de Monroy, nous a dit l'auteur, en 1810,

« suffit pour prouver que l'inflammation 'sanguine
« du poumon peut être accompagnée d'altération,
« sans qu'il se développe de tubercules. » En 1822, il
nous dit, au contraire, « que tous les hommes peuvent
« devenir victimes de la phthisie *tuberculeuse* ; il ne
« faut pour cela que laisser vieillir les catarrhes, ou les
« renouveler pendant un temps plus ou moins long.
« Les autres causes de l'irritation du poumon peuvent,
« sans contredit, avoir le même résultat : les efforts
« de voix long-temps répétés, malgré la présence d'une
« inflammation de cet organe ; les coups portés conti-
« nuellement sur les parois thorachiques, comme il
« arrive aux maîtres d'escrime, etc., peuvent aboutir
« au même résultat (*Examen*). » Si M. Broussais eût
interrogé son précieux recueil d'observations (*Traité
des Phlegm. chroniques*, publié en 1810), il n'eût point
tracé ce paragraphe aujourd'hui : car l'observation
de Monroy donne un démenti formel à chacune de
ses nouvelles propositions, *les ulcérations ont vieilli,
des exacerbations ont été excitées par beaucoup d'irré-
gularité dans sa conduite, il a reçu de fréquentes per-
cussions sur la poitrine étant maître d'armes, etc.*, Aussi,
dans la crainte d'être contredit et de voir son idée mère,
comme il l'appelle, anéantie par de telles observations,
il se garde bien de les rapporter pour étayer sa nouvelle
théorie. Il nous dit, dans son Examen, page 692 :
« Quand je rapporterais les observations d'où je les ai
tirées (*les principes avancés ci-dessus*), cela n'ajouterait
rien à leur réalité. » C'était là, il est vrai, le plus sûr
moyen de n'être pas contredit par elles.

Ainsi, tout nous prouve donc que l'inflammation n'est pas la cause exclusive de la dégénérescence tuberculeuse; que cette lésion ne peut être assimilée aux engorgemens sympathiques de l'aine, de l'aisselle et même du mésentère; et que ceux qui se développent sous l'influence d'une telle cause se résolvent le plus habituellement; tandis qu'il en est tout différemment de l'altération tuberculeuse proprement dite, lors même qu'elle aurait pour cause concomitante l'inflammation. Celle-ci a un caractère qui lui est propre, et que l'on ne peut confondre avec les engorgemens exclusivement sympathiques d'une inflammation; elle a son masque à elle, si je puis m'exprimer ainsi. Ces milliers de tubercules appelés miliaires, granuleux, etc., que l'on observe simultanément dans toutes les grandes cavités, ont évidemment d'autres sources que l'inflammation. « Il n'est peut-être aucun organe « qui soit exempt du développement des tubercules, « dit M. Laënnec...; le cas le plus remarquable de ce « genre que j'aie vu est un phthisique qui présentait « des tubercules dans presque tous les organes que « je viens de nommer : dans tous les viscères renfermés « dans la poitrine, dans l'abdomen, dans l'épaisseur « des os du crâne, dans le corps des vertèbres, ou « dans l'intervalle de leurs appareils ligamenteux, et « de ces os eux-mêmes. En outre, les uretères di- « latés de manière à pouvoir recevoir le pouce, étaient « tapissés intérieurement d'une couche de matière « tuberculeuse très-adhérente, et qui paraissait être « le produit de la transformation de leur membrane

« interne en tubercules. L'extrémité inférieure d'un
« des muscles sternomastoïdiens était également trans-
« formée en matière tuberculeuse ferme et consis-
« tante. La forme des faisceaux musculaires était en-
« core conservée dans les parties les plus transformées;
« dans celles qui l'étaient moins, et qui se confon-
« daient, par une gradation insensible, avec la partie
« saine du muscle, la matière tuberculeuse était à l'état
« gris et demi-transparente.

« Cet homme, dont j'avais suivi la maladie, ne s'était
« jamais plaint de douleur au cou; il éprouvait seule-
« ment quelques difficultés à mouvoir cette partie,
« dont toutes les glandes lymphatiques étaient d'ailleurs
« pleines de tubercules. » Il faut être maniaque systé-
matique, pour nier ici une disposition organique
ou une diathèse tuberculeuse, pour ne voir que
l'effet exclusif d'une inflammation, et ne proposer que
l'exclusif, régime anti-phlogistique, qui, en débilitant généralement, accroît constamment cette disposition pathologique. » Je ne parlerai point, dit encore
« M. Broussais, de son traitement (de celui de M. Laën-
« nec): dès qu'il n'est point celui de l'inflammation,
« il est vicieux; mais l'auteur a cela de commun avec
« tous les fatalistes, et surtout avec M. Bayle, dont il
« adopte la théorie dans ce qui a rapport au dévelop-
« pement des tubercules. » (*Examen des doctrin. méd.*,
t. II, pag. 711.) Du moment que vous ne considérez
pas toutes les causes des maladies, et tous les désordres qui les caractérisent, comme effets de l'inflammation, vous êtes des fatalistes.

Toute espèce de maladie peut être guérie par les anti-phlogistiques et l'abstinence, même la vérole, avance M. Broussais. *L'irritation syphilitique invétérée cède aux anti-phlogistiques et à l'abstinence ; mais, comme cette cure est pénible, on préfère le mercure et les sudorifiques.* (Exam. des doctr. méd., propos. de méd. CCVI.) Le mot *pénible* est plein de naïveté; en effet, il a dû être bien *pénible* pour M. Broussais de voir la rebelle vérole ne point céder aux sangsues, et de voir ce triomphe remporté par des stimulans ; car nous ne croyons pas, avec M. Broussais, que les sangsues et l'abstinence puissent à la longue détruire la syphilis.

Enfin nous arrivons à la cinquième question, celle de savoir si les indices de la phthisie tuberculeuse consistent dans le dépôt d'une certaine quantité de matière jaune-grisâtre, dans une ou plusieurs cellules du poumon, comme le pense M. Magendie.

« La facilité avec laquelle on peut voir les cellules du poumon par le procédé que j'ai décrit (par l'insufflation), m'a suggéré l'idée de rechercher les premières traces de la phthisie pulmonaire. Voici ce que j'ai cru reconnaître à cet égard, » nous dit ce célèbre physiologiste.

« Les premiers indices de la phthisie la plus commune, ou tuberculeuse, consistent dans le dépôt d'une certaine quantité de matière jaune-grisâtre, dans une ou plusieurs cellules du poumon. Tantôt la matière jaune remplit exactement les cellules et les distend, mais on aperçoit facilement les petits vaisseaux sanguins qui circonscrivent la matière déposée; d'autres fois la matière jaune est mobile dans les cellules, et peut probablement en être expulsée.

« Quelquefois ce sont seulement une ou deux cellules qui contiennent la matière jaune, mais le plus souvent toutes celles qui forment un lobule en sont remplies; dans ce cas, la matière adhère aux petits vaisseaux, et bientôt ceux-ci finissent par disparaître. Alors le lobule entier semble formé par la matière jaune et tuberculeuse.

« Bien que j'aie ouvert avec beaucoup de soin un grand nombre de phthisiques, je n'ai jamais vu dans les cellules de petits grains nacrés, qui, d'après certains auteurs, seraient les premiers germes de la phthisie. Il m'a toujours semblé au contraire que la matière qui s'y voit d'abord est celle qui a été nommée tuberculeuse, et que cette matière se présente comme si elle était sécrétée par les parois des vaisseaux sanguins pulmonaires.

« En supposant la chose vraie, le premier début de la phthisie ne serait donc qu'une altération de la sécrétion habituelle du tissu vasculaire du poumon, et c'est une des raisons qui m'ont engagé à employer les sédatifs, et particulièrement l'acide hydro-cyanique, dans le traitement des deux premiers degrés de la phthisie. Je n'ai eu jusqu'ici qu'à me louer de cette thérapeutique.

« Dans presque toutes les maladies du poumon, il y a dépôt de matière sécrétée dans les cellules. Dans la peripneumonie, c'est le sang avec tous ses élémens ; dans les hépatisations chroniques, grises et autres, ce sont des matières encore peu connues. Quelquefois les lobules seuls sont remplis ; mais souvent le tissu cellulaire qui sépare et isole les lobules est aussi distendu par la matière épanchée. C'est en général de cette manière que commencent la plupart des désorganisations du poumon. » *(*MAGENDIE, *Journ. physiolog.)*

J'ai répété avec le même soin les expériences de M. Magendie ; j'ai observé, dans le parenchime pulmonaire, la même matière jaune-grisâtre, dont il parle, et qu'il considère comme la cause de la dégénérescence tuberculeuse ; mais je ne pense pas qu'elle réside dans les cellules qu'il a si habilement décrites. Vu que cette même matière s'observe dans les divers organes de l'économie, où de semblables cellules ne se remarquent pas.

« Les ulcères que l'on rencontre si souvent dans les
« intestins des phthisiques présentent ordinairement,
« dans leur fond, des tubercules miliaires qui offrent
« les mêmes variétés de couleurs et de transparence.
« Le tissu des glandes lymphatiques qui contiennent
« des tubercules, offre autour de ces productions
« une légère demi-transparence, et une teinte d'un
« gris de perle, indice non équivoque de la transfor-
« mation prochaine et complète de la glande en ma-
« tière tuberculeuse. Enfin, M. Bayle a trouvé la rate
« remplie de petits corps grisâtres qu'il regarde lui-

« même comme des tubercules. » (*De l'Osculat. médiate,*
« t. I, pag. 39.)

Je pense, avec M. Magendie, que cette affection
peut dépendre en général d'une altération de sécrétion, mais particulièrement de celle des glandes ou
vaisseaux lymphatiques. Car tout nous prouve, comme
nous l'avons avancé ci-dessus, que les tubercules se
développent dans le système lymphatique (voir ce
paragraphe, page 70).

Les tubercules arrivés au premier degré peuvent-
ils être résolus? Si nous invoquons l'opinion généralement reçue, on ne doit se flatter d'aucune espérance.

« Les observations contenues dans l'ouvrage de
« M. Bayle, ainsi que ce que nous avons dit nous-
« mêmes, ci-dessus, avance M. Laënnec, du dévelop-
« pement des tubercules, prouvent suffisamment que
« l'idée de la possibilité de guérir la phthisie au pre-
« mier degré est une illusion. Les tubercules crus
« tendent essentiellement à grossir et à se ramollir.
« La nature et l'art peuvent bien ralentir leur déve-
« loppement, en suspendre la marche rapide, mais
« non pas lui faire faire un pas rétrograde. » (Tom. I,
page 60.)

Telle est l'opinion de M. Laënnec, et de tous les
médecins du jour, que je trouve trop exclusive et
même dangereuse. Mais interrogeons les faits, voyons
s'ils n'atténueront pas un aussi affligeant pronostic.

Voyageant en Italie en 1812, je me liai, dans diverses hôtelleries, avec quelques jeunes voyageurs at-

teints de phthisie, qui parcouraient cette belle con-
trée, pour se soustraire, me disaient-ils, à la mort
qui les menaçait dans leur pays natal. Tous étaient
Belges, Hollandais ou Allemands. Chacun d'eux avait
une consultation de son médecin, qui ne prouvait que
trop la nature de son affection, et tout ce qu'il avait
à en redouter s'il restait plus long-temps exposé à
l'influence d'un air froid et humide. Les uns étaient
depuis six mois seulement en Italie, d'autres depuis
un an ou deux. Interrogés sur ce qu'ils y avaient
éprouvé depuis leur séjour, tous (à l'exception de
deux ou trois que je rencontrai aux environs du lac
Majeur, et qui ne purent continuer leur route) en
avaient reçu un soulagement très-sensible dès le premier mois; après quatre ou cinq, la plupart s'étaient
trouvés, me dirent-ils, aussi bien qu'avant les premiers accidens, et ils ne restaient en Italie plus long-
temps, que pour consolider le mieux qui s'était opéré
en eux. Tel est le rapport exact que me firent les jeunes voyageurs que je rencontrai dans le cours de
mon voyage à Milan, à Parme, à Plaisance, à Sienne,
à Florence, à Rome et à Naples.

Ne m'occupant pas plus, dans les premiers temps
de mon arrivée en Italie, du caractère particulier de
cette lésion que de celui de beaucoup d'autres, je né-
gligeai bien des faits qu'il m'importerait d'avoir aujourd'hui. Mais après plusieurs mois de séjour et
d'observation, frappé du mieux très-sensible que ces
malades éprouvaient de l'influence du voyage et du
climat, je commençai à observer cette maladie d'une

manière toute particulière, et je recherchai toutes les occasions de découvrir, à l'aide de l'anatomie pathologique, le changement qui pouvait s'opérer dans les poumons de ces phthisiques; je désirais surtout savoir si les tubercules se résolvaient complètement dans de tels cas, ou s'ils se transformaient en quelques tissus accidentels, et quelle pouvait être ensuite la nature de cette transformation. Telles étaient les questions que je me faisais, lorsqu'un de ces voyageurs vint à succomber à Rome, à la suite d'une fièvre intermittente pernicieuse. Ouvert, je trouvai les poumons gorgés de sang, crépitans et résistans à la pression. Après les avoir incisés dans différens sens, je les lavai à grande eau, afin de bien apprécier l'état de leurs divers tissus; tous étaient très-sains, et çà et là présentaient de petits corps durs, de la grosseur d'un grain de millet et de chènevis, dont le nombre pouvait être de vingt à trente dans les deux poumons; divisés dans tous les sens, les poumons ne m'offrirent aucune altération. La cause pour laquelle le malade se trouvait en Italie, la forme de ces petits corps, leur nature cartilagineuse, me portèrent de suite à considérer ces cartilages comme des tubercules atrophiés ou métamorphosés en un autre tissu. Ayant quitté peu de temps après l'Italie, je ne pus faire de nouvelles recherches et recueillir de nouveaux faits. Mais de retour en France, j'interrogeai un grand nombre de cadavres de phthisiques; et chez tous ceux qui étaient âgés de plus de trente ans, je trouvai constamment ces mêmes corps durs, plus ou moins rapprochés des ulcérations qui avaient occasionné la mort; mais jamais je n'ai trouvé dans aucun cadavre, ouvert en France, des tubercules aussi bien dégénérés en cartilages que chez mon jeune voyageur, et sans être compliqués de l'altération du tissu pulmonaire. Ayant interrogé aussi les divers ouvrages d'anatomie pathologique, aucun, à l'exception de celui de M. Bayle, ne m'offrit le même mode d'altération. Je reconnus dans la description de la phthisie granuleuse de ce dernier, les petits corps durs, cartilagineux, que j'avais observés en Italie, dont M. Bayle a fait une espèce particulière, ce médecin ne s'étant point aperçu que ces granulations cartilagineuses n'étaient que des tubercules anciens et atrophiés : ma conviction devint d'autant plus grande, que toutes les observations que cet auteur rapporte, sont celles de malades âgés ou atteints de phthisie ancienne. Moi-même, je n'ai également observé ces granulations que dans les phthisies très-anciennes. M. Bayle a quelquefois aussi confondu les tubercules miliaires avec les granulations cartilagineuses, et a pensé qu'ils pouvaient être le premier degré de sa prétendue phthisie granuleuse. Nous allons analyser ses principales observations.

Le premier fait, que rapporte M. Bayle, est celui d'un journalier âgé de trente ans, atteint depuis plusieurs années d'une toux plus ou moins opiniâtre, et qui mourut d'une hémorragie pulmonaire. « Les poumons étaient libres et paraissaient sains au premier coup d'œil; mais leur tissu était rempli d'un grand

nombre de granulations miliaires ou lenticulaires,
durs et résistans qu'on distinguait facilement, en
pressant le poumon entre les doigts; après l'avoir in-
cisé, on voyait ces granulations, qui étaient demi-
transparentes, et d'un blanc luisant; il y avait à leur
centre un petit point opaque, noir ou blanc, renfermé dans une enveloppe transparente et ferme (*Re-
cherch. sur la phth.*, page 138).

Le deuxième fait (page 152) est celui d'un pein-
tre âgé de quarante-cinq ans, qui a éprouvé, avant
de périr, une toux des plus opiniâtres, pendant un
an, suivie d'expectoration muqueuse, et qui est mort
au milieu de phénomènes ataxiques, suite d'une lésion cérébrale. On trouva dans les poumons les mêmes granulations que ci-dessus, et beaucoup de sérosité épanchée dans les ventricules du cerveau.

Le troisième fait, que M. Bayle rapporte (page 155),
est celui d'un employé âgé de vingt-quatre ans seulement, atteint deux ans avant sa mort d'une affection scrophuleuse, et qui succomba des suites d'une
fièvre cérébrale, après avoir éprouvé une toux plus
ou moins opiniâtre pendant les deux dernières années de sa vie. Cet individu étant jeune, et sa phthisie
peu ancienne, les granulations sont à peine sensibles,
et les tubercules assez nombreux. Néanmoins M. Bayle
a cru devoir la ranger dans la classe des phthisies gra-
nuleuses et tuberculeuses réunies et au premier degré.
« Les poumons, dit-il, étaient libres, ils paraissaient
un peu bosselés, et ils étaient d'un rouge bleuâtre. On
sentait en les comprimant un grand nombre de corps

7

durs, formés dans leur tissu. En les incisant, on trouva partout, mais principalement dans les lobes supérieurs, un très-grand nombre de tubercules-miliaires opaques, et des granulations miliaires transparentes. Il y avait en outre beaucoup de tubercules lenticulaires, et même des tubercules plus gros que des pois » (page 164). M. Bayle, ayant cru reconnaître une espèce de phthisie particulière, a souvent confondu les tubercules miliaires avec ceux dont je parle, ceux dégénérés en cartilages; aussi les tubercules miliaires étaient-ils pour lui le premier degré de sa phthisie granuleuse, comme nous le voyons dans le troisième fait.

La quatrième observation de phthisie granuleuse est celle d'un chargeur âgé de cinquante ans, d'un tempérament et d'une constitution athlétique, ayant le thorax très-large. Sa toux avait été très-sèche pendant six mois; de légères expectorations ne survinrent que le septième. Elles ne furent jamais mêlées de sang; mais six mois après l'époque où elles avaient commencé, elles devinrent extrêmement abondantes; elles étaient formées par une matière blanche, opaque, visqueuse, qui nageait dans beaucoup de pituite liquide, glaireuse et filante. Le malade ayant succombé, on trouva une ulcération superficielle, dans les ventricules du larynx, dont la surface était portée sur des ossifications affectées d'un commencement de carie. On trouva, dans la substance des poumons, beaucoup de granulations, et des tubercules en suppuration (page 188).

Voici un cinquième fait de phthisie granuleuse ; l'homme qui en fait le sujet était chapelier, et âgé de cinquante-cinq ans, d'un tempérament bilieux. Après avoir toussé pendant long-temps, et avoir éprouvé tous les degrés de la phthisie, il vint succomber à la Charité. On trouva les poumons de volume et de couleur ordinaires ; leur intérieur renfermait, surtout dans la partie postérieure et supérieure, un grand nombre de granulations miliaires blanches, luisantes, demi-transparentes, agglomérées en masses plus ou moins considérables. Aucune de ces granulations n'était en suppuration.

« On y distinguait encore beaucoup de parties, qui ne renfermaient pas de ces petits grains cartilagineux. Mais dans ces endroits le tissu pulmonaire avait perdu presque toute son élasticité. La membrane muqueuse était pâle, et enduite d'une mucosité blanchâtre (page 192).

Enfin, je puiserai dans ce précieux recueil un dernier fait de phthisie granuleuse, celui d'un ouvrier en crin, âgé de quarante ans, et d'un tempérament sanguin. Lorsqu'il entra à la Charité, il se plaignait d'un rhume très-opiniâtre, qui durait depuis plus d'un an ; souvent il avait craché des mucosités sanguinolentes : ces accidens s'étant accrus, il mourut après quelques mois de séjour.

« Ouvert, on trouva dans le larynx, à la base des cartilages arythénoïdes, deux ulcérations grisâtres, assez profondes, plus larges que de grosses lentilles. La partie inférieure de ces cartilages était cariée.

« Le milieu du cartilage cricoïde était rouge, épais et très-ramolli; la partie inférieure du larynx était rouge, un peu épaissie et légèrement ulcérée. Cette lésion augmentait à mesure qu'on avançait dans la trachée et dans les bronches, où le gonflement, la rougeur et l'excoriation de la membrane muqueuse étaient beaucoup plus intenses.

« Les poumons étaient libres ; mais en les touchant, on y sentait un nombre infini de petites duretés. Lorsqu'on les incisait, on les trouvait aussi remplis de granulations miliaires, transparentes et comme cartilagineuses. Il y avait à leur base des excavations, les unes capables de loger des noisettes, et d'autres assez spacieuses pour contenir un œuf de poule. »

Ces faits, et plusieurs autres qu'il serait trop long d'analyser, prouvent suffisamment ce que j'ai avancé, touchant la dégénérescence des tubercules en cartilages, et l'erreur dans laquelle est tombé M. Bayle, en prenant cette transformation cartilagineuse pour une espèce particulière. Ces faits, et un grand nombre d'autres que j'ai recueillis, nous apprennent encore que, lorsque les tubercules se développent, dans un âge un peu avancé, dans le cours de l'âge viril, par exemple, ils acquièrent moins de volume, et passent plus facilement à l'état cartilagineux, la phthisie ayant à cette époque de la vie une marche toujours très-lente.

Ainsi, l'on voit, d'après ces remarques toutes pratiques, que, si l'on n'est pas appelé assez à temps pour empêcher le développement des tubercules, et pour obtenir leur résolution, la nature nous offre une autre voie de guérison, celle de les arrêter dans leur développement : en éloignant, 1° les causes prédisposantes et occasionelles, qui peuvent en développer de nouveaux, ou favoriser l'accroissement de ceux qui existent déjà; 2° en employant une médication très-active pour empêcher qu'ils n'acquièrent du volume, et pour favoriser l'état cartilagineux. On obtiendra cette métamorphose, si on peut gagner du temps, c'est-à-dire rendre les tubercules stationnaires : car, insensiblement, ils diminuent de volume, se transforment en cartilages, et deviennent dans la substance du poumon des corps inertes, qui ne peuvent occasioner l'inflammation, à moins qu'ils ne nuisent aux fonctions de la respiration et de la circulation par leur trop grand nombre. C'est cette transformation des tubercules en cartilages, qui nous explique comment des tubercules peuvent exister pendant un grand nombre d'années sans occasioner la mort. Je tracerai dans mon mémoire sur la phthisie tuberculeuse, et à l'occasion du traitement, la méthode qui nous a le plus habituellement réussi pour obtenir cet important résultat.

Nous sommes donc porté à croire, d'après les faits ci-dessus, que les tubercules arrivés vers la fin du premier degré, peuvent être arrêtés dans leur progression, transformés en un tissu accidentel, inerte, et que la phthisie tuberculeuse arrivée à ce degré peut être guérie. Ainsi, nous sommes loin de partager l'opinion de M. Laënnec, qui prétend que *les tu-*

bercules crus tendent essentiellement à se ramollir ; que la nature et l'art peuvent bien ralentir leur développement, en suspendre la marche rapide, mais non pas lui faire faire un pas rétrograde (t. I, page 60). Je pense encore, d'après ces observations, que la phthisie tuberculeuse est très curable, à la fin du premier degré et au commencement du second, c'est-à-dire lorsqu'on ne peut déjà plus espérer résoudre les tubercules.

L'instant, selon nous, où l'on ne peut plus rien espérer, est celui où les tubercules étant très-nombreux sont près de leur ramollissement, ou lorsqu'ils ont déjà occasioné autour d'eux l'induration du tissu pulmonaire. Cependant, il est encore une circonstance qui peut, dans cette extrémité, être favorable à la guérison : c'est celle où il n'y aurait qu'un ou deux tubercules ramollis ou moins volumineux, et n'ayant occasioné qu'une seule collection purulente. Cette heureuse terminaison n'est pas impossible ; elle est appuyée sur des faits assez nombreux et incontestables : l'ouvrage de M. Laënnec surtout nous en offre de bien remarquables. « S'il est impossible, « nous dit ce praticien, de guérir la phthisie au « premier degré, un assez grand nombre de faits me « donnent la conviction intime que dans quelques « cas, rares à la vérité, un malade peut guérir après « avoir eu dans les poumons des tubercules qui se « sont ramollis et ont formé une cavité ulcéreuse « (t. I, page 60).

« On trouve de temps en temps, chez des sujets

« affectés d'un catarrhe chronique, et morts de quel-
« que maladie que ce soit, des cavités anfractueuses
« tapissées par une membrane demi-cartilagineuse, et
« tout-à-fait semblable à celle qui tapisse les ulcères
« anciens du poumon.

« La formation de la membrane demi-cartilagineuse
« sur la surface des ulcères tuberculeux me paraît
« évidemment devoir être considérée comme un ef-
« fort de la nature médicatrice. Lorsque cette mem-
« brane est complètement formée, elle constitue une
« sorte de cicatrice interne assez analogue aux fis-
« tules, et dont l'existence n'a pas plus d'inconvéniens
« pour la santé que beaucoup d'entre elles ».

M. Laënnec rapporte cinq observations d'ulcères
du poumon guéris ou transformés en fistules, par le
développement de la membrane demi-cartilagineuse.
Nous allons rapporter deux de ces faits, qui nous
prouvent qu'il ne faut jamais désespérer entièrement
d'un phthisique.

Observation première. *Ulcères du poumon guéris par
leur transformation en fistules demi-cartilagineuses.*

« La femme Day, âgée d'environ soixante-huit ans,
toussait et crachait beaucoup, depuis plusieurs années. Elle avait habituellement la respiration courte, et
s'essoufflait facilement par l'exercice le plus modéré.

« Cependant, à ces incommodités près, qu'elle qualifiait d'asthme, elle se portait assez bien et vaquait de
jour et de nuit à un service très-pénible auprès d'une
dame octogénaire et infirme; elle avait les lèvres et

les joues d'un rouge violet, de l'appétit et assez d'embonpoint.

« Le 31 décembre 1817, elle fut prise de fièvre,
avec dyspnée très-forte, toux, crachats très-visqueux,
spumeux, de couleur de vert d'eau pâle, demi-opa-
ques. Une saignée fut pratiquée et procura quelque
soulagement.

« Le 3 janvier, quatrième jour de la maladie, la malade fut transportée à l'hôpital Necker, où, examinée
à l'aide du cylindre, elle présenta les symptômes sui-
vans : la respiration ne s'entendait presque pas et
était accompagnée d'un râle bien marqué dans la
partie gauche et inférieure de la poitrine, jusqu'à la
hauteur de la quatrième côte ou à-peu-près. La percussion donnait un son plus mat dans la même étendue, particulièrement dans le dos. Les battemens du
cœur ne donnaient aucune impulsion ; ils s'enten-
daient dans toute l'étendue des parties latérales et
antérieures de la poitrine, et un peu dans la partie
gauche du dos. Les contractions des oreillettes et des
ventricules donnaient un bruit marqué et à-peu-près
égal. Les veines jugulaires externes étaient gonflées.
L'oppression et les crachats présentaient les caractères
indiqués ci-dessus. D'après ces données, le diagnostic
suivant fut établi. » *Péripneumonie de la partie inférieure du poumon gauche. Dilatation légère des ventricules du cœur.*

« Une seconde saignée, deux applications successi-
ves de sangsues, un vésicatoire appliqué sur le côté,
produisirent un soulagement momentané. Mais, le

8 janvier, la fièvre devint plus forte, et il survint une stupeur mêlée de délire. Le même jour, on observa que la respiration s'entendait avec beaucoup plus de force dans la partie supérieure du poumon gauche que partout ailleurs. Ce signe devait naturellement faire soupçonner que la malade était pectoriloque. Son état ne permettait plus de s'en assurer. Elle succomba le lendemain.

« *Ouverture faite vingt-quatre heures après la mort. Le crâne ne fut pas ouvert.* A l'ouverture de la poitrine on trouva les poumons adhérens à la plèvre costale, dans presque toute leur étendue, au moyen d'un tissu cellulaire abondant, bien organisé et évidemment d'ancienne date. Celui du côté droit, crépitant et très-sain, présentait à son sommet une excavation capable de loger une grosse aveline. L'intérieur de cette cavité était tapissé par une membrane lisse, mince, égale, d'un gris de perle et de nature demi-cartilagineuse, dans laquelle s'ouvraient plusieurs tuyaux bronchiques extrêmement dilatés, et qu'on aurait pu prendre au premier abord pour des appendices de cette même cavité. La membrane muqueuse de quelques-uns de ces tuyaux était très-pâle ; celle de plusieurs autres était rouge, mais sans gonflement.

« Le poumon gauche présentait à son sommet une cavité anfractueuse dont la partie principale, de forme ovoïde, aurait pu contenir une noix. Un grand nombre de tuyaux bronchiques, du diamètre d'une plume de corbeau, venaient s'y ouvrir; leur muqueuse était continue avec la membrane interne de l'excavation, qui offrait la même texture que celle du côté opposé, c'est-à-dire une consistance et un aspect moyens entre ceux d'une membrane muqueuse et d'un cartilage. Cette caverne ne contenait qu'une petite quantité de sérosité presque incolore. Il n'y avait dans les poumons ni tubercules, ni granulations miliaires. Le tissu pulmonaire environnant les deux excavations était crépitant et sain. Seulement, quelques-unes des anfractuosités adossées en quelque sorte à l'une et à l'autre étaient séparées par un tissu dur, formé du mélange d'une substance blanche, comme fibro-cartilagineuse, et de la matière noire pulmonaire. Fendu longitudinalement, le poumon présentait, dans tout son lobe inférieur et dans la partie inférieure du lobe supérieur, une consistance analogue à celle du foie. Un liquide purulent, mêlé de sang, suintait de toute l'étendue de l'incision. »

« Cette observation nous offre un état phlegmasique très-ancien des deux poumons, et aucun tubercule ne s'est développé, quoiqu'une partie du poumon gauche et une partie du poumon droit fussent depuis long-temps le siège d'une excavation. Ce fait et un grand nombre d'autres nous démontrent aussi que les différents tissus du poumon ont une grande tendance à passer l'état du fibro-cartilage lorsqu'ils sont lésés.

Deuxième observation. Ulcère du poumon transformé en fistule demi - cartilagineuse, et tubercules crus et internes chez un sujet mort d'une maladie cérébrale.

« Pierre-Bellot, âgé de trente-deux ans, d'une forte constitution, donnait de temps à autre, depuis environ six mois, des signes d'une aliénation mentale, sur la nature et l'origine de laquelle on n'a pu obtenir aucun renseignement. Le 23 septembre 1817, à la suite d'une orgie, il éprouva une violente céphalalgie du délire sans beaucoup d'agitation.

« Le 27, je trouvai le malade couché sur le dos, le cou et le dos courbés en avant par la contraction permanente des muscles du cou et de l'abdomen. Les muscles biceps étaient encore plus fortement contractés. Sa face était rouge et exprimait la plus grande stupeur. Le malade ne pouvait parler, et paraissait à peu près sans connaissance. Les conjonctives étaient injectées, la pupille droite un peu plus dilatée que la gauche, le pouls un peu rare, la chaleur de la peau forte; il y avait constipation. D'après ces symptômes, je pensais qu'il y avait inflammation des méninges aux environs du pont de varole et de la moelle allongée. J'ajoutais à ce diagnostic que le cœur était d'un grand volume, mais bien proportionné, d'après l'exploration par le cylindre, qui donnait le résultat suivant : contraction des ventricules accompagnée d'une forte impulsion et peu sonore. Contraction des oreillettes : il y avait un rire sardonique très-prononcé; on appliqua quatre sangsues aux tempes.

« Le 29, il y avait une légère amélioration ; la stupeur était moins grande. Le malade ne pouvait parler, mais paraissait avoir quelque connaissance.

« Le 2 janvier 1808, stupeur très-profonde, perte de toute connaissance, pupille droite très-dilatée, pupille gauche très-resserrée ; le soir les accidens s'aggravèrent, et le malade mourut le lendemain matin. On ne s'est pas aperçu que le malade ait toussé ou craché, pendant le temps qu'il a passé à l'hôpital ; et par cette raison, ainsi qu'à cause de la difficulté de le mouvoir, on n'avait point examiné sa poitrine.

« A l'ouverture du crâne, il s'écoula beaucoup de sang ; les vaisseaux de la pie-mère en étaient gorgés. Les circonvolutions du cerveau étaient fortement aplaties ; sa substance était plus ferme que dans l'état naturel. Les ventricules latéraux très-dilatés étaient remplis d'une sérosité limpide que l'on pouvait évaluer à quatre onces. Les troisième et quatrième ventricules étaient aussi dilatés et remplis de sérosité. La partie inférieure et antérieure de l'hémisphère gauche avait une mollesse égale à celle du cerveau des enfans, qui contrastait fortement avec la fermeté extraordinaire du reste de la substance cérébrale.

« A l'ouverture de la poitrine, le poumon gauche, d'un quart moins volumineux que le droit, adhérait à la plevre costale par des lames cellulaires nombreuses. Il était d'ailleurs sain et crépitant dans toute son étendue ; on y rencontrait seulement çà et là sept à huit tubercules grisâtres, demi-transparens, de la grosseur d'un grain de chènevis, et offrant au centre un

point jaune et opaque. Le poumon droit, d'un volume
considérable, adhérait par son sommet à la plèvre, au
moyen d'une lame de tissu cellulaire non organisé, et
offrait en cet endroit une excavation qui aurait pu contenir un œuf. Cette caverne, remplie par un caillot de
sang, était tapissée par une membrane demi-cartilagineuse, épaisse d'un quart de ligne, d'une couleur gris-
perle, très-lisse et comme polie, mais cependant un peu
inégale et parsémée de petites tubérosités à sa surface.
Plusieurs tuyaux bronchiques de différents diamètres
s'ouvraient dans cette excavation. Le poumon parfaitement crépitant dans toute son étendue, et même autour de l'excavation, était fortement coloré par le sang
et parsemé d'une quantité de tubercules ou de granulations de la grosseur d'un grain de millet au plus,
transparent et d'un gris presque incolore. On y trouvait en outre trois ou quatre tubercules de la grosseur
d'un noyau de cerise ou d'un grain de chènevis, et
d'un gris un peu plus foncé à raison de leur épaisseur
plus considérable. Ces derniers étaient tous convertis,
vers le centre, en matière tuberculeuse jaune, opaque
et déjà un peu friable. »

Ces observations et remarques pratiques nous
prouvent combien les ressources de la nature sont
grandes, et que, jusqu'au dernier moment du phthisique, on doit tout tenter pour arrêter la désorganisation qui frappe un des premiers organes de la vie.
Celle de la femme Day nous démontre encore qu'une
inflammation peut exister impunément pendant des
années sans occasioner la dégénérescence tubercu-

leuse. *Il n'y avait dans les poumons ni tubercules, ni granulations miliaires*, nous dit l'auteur de cette observation. Sous le joug de la doctrine du jour, ces malades épuisés par les saignées auraient succombé dès les premiers mois. Non, on ne peut s'empêcher de gémir lorsqu'on voit l'exclusive doctrine de M. Broussais influencer aussi long-temps et aussi gravement le traitement des maladies chroniques, et jeter sur celui de la phthisie surtout, des idées thérapeutiques aussi fausses que funestes.

Que la phthisie soit héréditaire ou constitutionnelle, scrophuleuse, dartreuse ou vénérienne, peu importe; qu'elle provienne d'une affection aiguë ou chronique, qu'on l'observe chez l'homme faible ou chez l'homme robuste, il faut dans tous les cas énerver le malheureux phthisique par des boissons aqueuses, par des saignées; et répétées surtout très-périodiquement chez les jeunes personnes prédisposées héréditairement ou constitutionnellement, et arrivées au premier degré de cette affection. Telle est la méthode du jour, suivie par la plus grande partie des jeunes praticiens, quoique des faits nombreux, recueillis chaque jour et consignés dans les écrits des anciens, démontrent à cette nouvelle école qu'une telle méthode est funeste, qu'elle est loin de convenir exclusivement à tous les cas, qu'elle amoncelle victimes sur victimes; mais rien ne peut les ramener à de plus saines doctrines. Les nouveaux docteurs sont les immobiles de la médecine, aveuglément soumis à l'idée-mère du jour. Hélas! le fanatisme se glisse partout, et partout il lui faut des victimes!

Il y a peu d'années qu'un des avocats les plus distingués du barreau de Paris, M. Mauguin, a failli devenir un des martyrs du système dominant. Le jugement supérieur dont il est doué l'avertit à temps du danger qu'il courait, s'il continuait de rester sous une telle influence. A l'exemple de Cicéron, qu'une phthisie constitutionnelle menaçait, lors de ses brillans débuts, M. Mauguin quitte tout-à-coup les affaires, se retire à la campagne, va respirer l'air vif et stimulant des Pyrénées, parcourt le midi de l'Espagne, et après trois ans de repos, de voyages, il est rendu à la société qui l'avait cru à jamais perdu pour elle. Nous allons rapporter les observations de ces deux célèbres orateurs. Elles nous prouveront que l'on ne guérit pas toujours le mal en affaiblissant le malade, et que, dans le plus grand nombre des affections chroniques, il faut plutôt fortifier les organes que les débiliter

« Parmi les jeunes gens qui ont des dispositions à la phthisie pulmonaire, la plupart se distinguent par un esprit vif et précoce ; il semble que la nature veuille les dédommager par cet avantage de la fragilité de leur existence. Cicéron était dans ce cas alarmant, lorsque déja Rome goûtait et vantait son éloquence. Il nous apprend lui-même qu'il était d'abord d'une constitution maigre et très-débile, que son cou était mince et allongé, et qu'il était menacé de perdre la vie en se livrant aux travaux du cabinet et aux exercices pénibles du barreau ; cependant, séduit par une noble émulation, il lui sacrifiait ses craintes légitimes.

Ses médecins et ses amis ne cessaient de l'exhorter à préférer la vie à la gloire. Il céda enfin, il partit pour l'Asie; il voyagea pendant deux ans dans cette belle partie du monde, et il revint à Rome rétabli de sa maigreur et de toutes les infirmités dont il était menacé avant son départ » (Raulin, *Phthisie pulmonaire*).

Tous les jeunes phthisiques voyageurs que j'ai rencontrés, pendant mon séjour en Italie, également remarquables par la débilité de leur constitution, éprouvèrent un mieux très-sensible dès les premiers mois, et après un an ou deux passés dans ce beau pays, recouvrèrent la plus brillante santé et un affermissement notable dans leur constitution.

M. Manguin, âgé de trente-quatre ans, d'un tempérament sanguin, jouissant le plus habituellement d'une bonne santé, est atteint, au mois de février 1819, d'une extinction de voix compliquée de mal de gorge, suite de veilles, de chagrins, et de longues plaidoiries qui le stimulaient d'autant plus, qu'il défendait nos libertés que l'on commençait à miner, qu'il dévoilait les cruautés qui se commettaient dans le Midi (*affaire Senneville et Fabvier contre Canuel*), et qu'il arrachait à la mort des citoyens accusés devant la Cour d'assises (*affaire des chevaliers de l'épingle noire*).

Appelé pour lui donner des soins, je lui prescris le repos et le silence; quelques bains de pieds, des boissons douces, et un gargarisme avec le lait et les figues. Après plusieurs jours de ce régime, éprouvant un mieux très-sensible, pressé par ses cliens, il re-

prend trop tôt ses occupations et réveille un mal qui
n'avait été qu'assoupi. Forcé de revenir au régime, il
le suit pendant dix à douze jours, et en éprouve un
soulagement aussi marqué que la première fois. Mais
il l'abandonne encore prématurément, et surtout ne
peut garder assez long-temps le silence si impérieu-
sement indiqué dans les extinctions de voix et dans
les maux de gorge provenant d'excès de fatigue des
organes de la voix et de la respiration.

Ses parents, ses amis, ses clients et lui-même,
alarmés d'un mal qui ne cédait un moment que pour
se réveiller avec plus de force, furent portés à croire
que le régime qu'il suivait était insuffisant. M. Broussais,
consulté, ordonne quinze à vingt sangsues; et deux
autres célèbres médecins, consultés aussi et isolément,
conseillèrent une saignée de bras et peu après les
sangsues. M. Dubois, qui vit aussi le malade, n'ordonna rien que le repos; il jugea la maladie grave. Con-
naissant la cause de l'affection et surtout celle de ses
récidives, persuadé que le repos et le silence le plus
absolu devaient suffire, je n'avais pas cru devoir con-
seiller les émissions sanguines, d'autant moins que
j'avais généralement remarqué qu'elles aggravaient les
extinctions de voix. De grands maîtres venaient d'é-
mettre une opinion différente de la mienne; j'étais
jeune encore; une santé aussi précieuse, réclamée et
devenue la propriété de la société entière, tout m'im-
posa l'obligation de ne faire aucune objection, et je
laissai suivre au malade les conseils qu'il avait reçus.

Mais il arriva ici ce que j'avais observé plusieurs

fois, surtout lorsque j'étais médecin interne à l'Hôtel-Dieu de Paris sous M. Bosquillon : après trois émissions sanguines, faites à un jour d'intervalle, à l'aide de la lancette et de quinze à vingt sangsues, les accidents s'aggravèrent, et, chose digne de remarque pour le praticien, après chaque saignée, M. Mauguin restait deux à trois jours avec une extinction de voix bien plus prononcée qu'auparavant, laquelle, après ce temps, diminuait pour revenir à son premier degré. Enfin, peu de jours après la dernière saignée, on vit tous les symptômes devenir de plus en plus alarmants : l'irritation du larynx s'accroître ; la fièvre, la toux, l'oppression survenir. Jusqu'au nouveau régime, il n'y avait pas eu de toux, ni d'oppression, pas même de fièvre ou très-peu lors de la première invasion et seulement les deux premiers jours ; car le malade est allé seul trouver chez eux les praticiens qui ont été consultés.

La diète, les boissons adoucissantes, les vésicatoires appliqués autour du larynx, vers la partie supérieure de la poitrine, les fumigations variées, les bains de vapeurs humides, partielles et de tout le corps : rien de tous ces moyens ne put arrêter les accidents ; il survint des redoublements de fièvre le soir, une extension de l'irritation même qui se prolongea dans les conduits bronchiques, une expectoration suspecte, de légères sueurs partielles sur le cou et sur la poitrine. MM. Dubois, Hallé, Jadelot, Moreau de la Sarthe, réunis, conseillent un régime doux, surtout le silence, et tous jugent l'état du malade fort grave. Peu de jours après cette nombreuse réunion, M. Mauguin se retire à quelques lieues de Paris, et ensuite part pour les eaux de Cauterets.

Cauterets est situé dans la haute chaîne des Pyrénées, à 450 toises à peu près au-dessus du niveau de la mer.

A mesure que le malade s'élevait sur les montagnes, il éprouvait une chaleur prononcée et des picotements dans la poitrine. Après quelques heures de séjour dans une même localité, la chaleur et les picotements cessaient; mais ils recommençaient quand le malade changeait de niveau, et se dirigeait sur un terrain plus élevé, la sur-élévation ne fût-elle que de 40 à 50 pieds.

A son arrivée à Cauterets, il avait la voix assez libre, et pouvait se faire entendre. Le troisième jour, elle s'éteignit complètement, les accidents augmentèrent: il eut la fièvre la nuit, des transpirations, peu de sommeil. Huit jours se passèrent; l'état du malade allait en empirant; il fit appeler le médecin des eaux, M. Labat jeune, et lui demanda s'il ne devait pas quitter les Pyrénées. M. Labat reconnut que la maladie s'était aggravée; mais il engagea M. Mauguin à attendre encore quatre à cinq jours avant de prendre une détermination. Les eaux, lui dit-il, donnent une secousse violente à l'organisation, et leur effet favorable ne se fait sentir que du dixième au quinzième jour. M. Mauguin attendit.

Vers la fin de la seconde semaine, les accidents diminuèrent, la voix et les forces revinrent. Peu à peu le malade put diriger ses promenades sur les points les plus élevés, sans éprouver ni chaleur, ni picotements dans la poitrine. Le vingt-neuvième jour, il quitta Cauterets; la voix était libre, le teint excellent, les forces rétablies; personne n'aurait pu dire que M. Mauguin sortait d'une maladie que tous les médecins avaient jugée dangereuse.

Ce résultat rapide était dû à l'air des montagnes, aux eaux de la source de la Rallière, prises en boisson.

M. Mauguin revint passer l'hiver à Paris, sans reprendre toutefois les exercices du barreau; mais sa santé n'était pas assez affermie; l'air humide de la capitale attaqua des organes encore affaiblis. Un froid très-vif eut lieu, au dégel le malade éprouva une rechute complète; il se rétablit un peu. Nouveau froid, nouveau dégel, seconde rechute. Au printemps il se trouva plus malade qu'à son départ pour les Pyrénées. Il y retourna; les eaux de Cauterets le rétablirent encore, mais moins efficacement que la première fois. Il n'a pu recouvrer une santé pleine qu'en voyageant long-temps dans les plus beaux climats de l'Europe.

Les moyens curatifs lui étaient indiqués par les causes mêmes qui avaient amené constamment une aggravation dans son état. Les viandes blanches et les légumes lui avaient toujours donné de la faiblesse; il s'est nourri habituellement de viandes fortes et succulentes. L'air humide des plaines débilitait ses organes; il se fixait de préférence dans les lieux élevés, et pendant quatre années il a passé tous les étés dans les hautes montagnes. Chaque fois que le ciel se couvrait de nuages, sa voix s'éteignait, et les symptômes alarmants, comme la toux, la fièvre, et les transpirations nocturnes, reparaissaient ou augmentaient d'intensité. Il a cherché un ciel habituellement pur, et une température le plus souvent égale.

Cependant l'influence atmosphérique était si puissante sur lui, et lui occasionait si souvent des rechutes plus ou moins fortes, que sa guérison en aurait été long-temps retardée, s'il n'avait trouvé un préservatif dans l'emploi du muriate d'or, qui lui fut ordonné à très-petites doses, par M. le docteur Chrétien, de Montpellier; il en prenait dans les temps de pluie et d'orage, et ce médicament a rendu assez de force aux organes pour les mettre en état de résister aux variations de l'atmosphère. Enfin, tous ces soins combinés, et l'usage des eaux minérales continué depuis six ans, ont amené M. Mauguin au point de pouvoir reparaître au barreau, quand plusieurs médecins avaient désespéré même de sa vie.

Constamment les phthisiques éprouvent une heureuse influence des voyages, de l'air de la campagne : depuis trois ans que j'ai fondé à Auteuil un établissement où j'ai reçu et traité un grand nombre d'affections chroniques, j'ai été surpris de l'effet électrique de l'air chez les phthisiques, secondé surtout par leur éloignement de la société, de leurs habitudes domestiques, par un régime médicamenteux et alimentaire très-ponctuellement suivi. Là, rien ne peut les en distraire, comme au sein de leur famille; où ils ont souvent de pernicieuses habitudes, qui sans cesse déjouent les efforts de la nature et du médecin.

La position d'Auteuil sur un site un peu élevé, ses nombreux jardins où le luxe a réuni les plantes les plus rares et les plus aromatiques, rendent l'air infiniment convenable au traitement de ces maladies. C'est sous l'influence des voyages, de l'air de la campagne, du séjour dans les pays méridionaux, et dans les régions un peu élevées, pendant les saisons chaudes, que l'on peut apprécier combien les ressources de la nature sont grandes, et particulièrement chez le malade atteint de phthisie constitutionnelle. C'est là aussi que l'on peut bien juger du degré de la maladie; car, si, après trois semaines ou un mois de séjour dans un site favorable, le phthisique n'éprouve pas un mieux très-sensible, on doit considérer la lésion comme très-grave, comme au-dessus des ressources de la nature et de l'art, et s'empresser de plonger les malades dans des milieux moins oxigénés, moins stimulants, pour retarder l'instant fatal.

Les voyages distraient les malades, changent leur vie morale; le mouvement de la voiture agite doucement tous leurs organes; la circulation des différents fluides en est activée; les irritations partielles, par cette vie plus générale, diminuent; tous les systèmes acquièrent plus de force, et de l'équilibre bien rétabli naît la santé. Il faut donc, autant que possible, arracher le phthisique de chez lui, donner à son corps et à son moral d'autres habitudes, métamorphoser, s'il est possible, tout son être physique et intellectuel.

Mlle. Gr., âgée de 18 ans, d'un tempérament lymphatique et nerveux, arrive dans mon établissement à Auteuil, au mois de juin 1824, avec tous les symptômes d'une phthisie au premier degré, ayant la respiration très-gênée, peu étendue, fréquente, une voix cassée, un pouls petit, faible, une toux sèche, les pommettes un peu colorées, ce qui contrastait singulièrement avec une peau d'une rare blancheur.

Sa faiblesse était telle, qu'elle ne pouvait que difficilement se tenir assise; son cou et son dos étaient arqués. Avant son arrivée elle avait été traitée par des praticiens célèbres, par MM. Ribes, Lerminier et Delpêche. Elle le fut plus exclusivement par ce dernier pendant son séjour à Auteuil; dès son arrivée, elle est mise au régime lacté, son estomac ne pouvant supporter aucune autre espèce d'aliments; tous les jours on la transporte près d'un parterre riche de fleurs, exposée au midi et étendue d'abord sur un canapé, ensuite placée sur un fauteuil.

Pendant le cours du premier mois, Mlle. Gr. éprouve chaque jour un mieux très-sensible; à la fin du deuxième, tous les accidents ont disparu; et elle part, vers le troisième, pour les Pyrénées. Aux approches de l'hiver, elle passa en Italie, où sa précieuse santé s'est entièrement consolidée.

M. L., né à Naples, âgé de 7 ans, blond, d'un tempérament lymphatique, mais grand pour son âge

et bien constitué, est atteint, en venant de Naples à
Paris pour y faire ses études, d'une fièvre éruptive,
dont la marche est troublée par l'effet du voyage.
Quelque temps après son arrivée, l'enfant éprouva
des malaises, de la toux, qui bientôt se complique
de mouvements fébriles. M. Fourneret, l'un des premiers praticiens de Paris, appelé, conseille un régime
doux et un exutoire au bras. Mais cet enfant, gâté
par un oncle qui l'aimait tendrement, ne voulut rien
prendre de ce qui lui fut prescrit. Alors la toux, la
fièvre, l'oppression, s'aggravent, d'autant plus que l'on
découvre qu'il est sous le joug destructeur de la masturbation ; on lui applique l'ingénieux bandage de
M. Lafont. Successivement le ventre devient douloureux, se tend ; le dévoiement survient, les jambes
s'infiltrent, la figure se bouffit, les glandes du cou
s'engorgent, les redoublements se remarquent très-
régulièrement vers les cinq heures du soir, et les
pommettes sont brûlantes et d'un rouge vif.

Tel était son état, lorsqu'il m'a été présenté par son
oncle. M. Bourdois, qui avait été consulté, et M. Fourneret, craignent pour ses jours ; moi-même je partage
leurs justes craintes, ainsi que MM. Audral et Demolles,
qui virent aussi l'enfant. Dès son arrivée à Auteuil,
il est mis dans un appartement grand et vaste ; exposé
au midi : on met près de lui une bonne qui ne le
quitte ni le jour ni la nuit ; on lui donne pour toute
boisson une infusion de fleurs dites pectorales, édulcorée avec le sirop de capillaire ; on désire y joindre
quelques sommités de houblon ; mais leur amertume

est un obstacle pour leur administration. On lui frictionne les membres, soir et matin, avec des flanelles chaudes; on nourrit l'enfant de semouilles, tantôt au gras, tantôt au maigre, assaisonnées avec un peu de beurre et le jaune d'un œuf, un peu de blanc de volaille, un peu de côtelette de mouton, des fruits cuits chargés de beaucoup de sucre; tous les jours on le promène dans une petite voiture pendant plusieurs heures, exposé aux ardeurs du soleil. Pendant six semaines, même régime, même état, aucun mieux, impossibilité de faire prendre à l'enfant aucune autre espèce de boisson; mais aussi on ne se soumet plus à ses fantaisies, aucun aliment indigeste ne lui est accordé comme auparavant. Ayant souvent obtenu de bons effets de l'hydriodate de potasse en frictions, dans les affections scrofuleuses, je fais frictionner l'enfant avec ce puissant désobstruant incorporé à la dose d'un demi-gros dans une demi-once d'axonge: un jour on frictionne le chapelet de glandes qu'il avait au cou, ainsi que la partie supérieure de la poitrine; un autre, on lui en frictionne le dos et les parties latérales du bas-ventre. Quinze jours ne sont point écoulés, qu'un mieux très-sensible se remarque; on persévère, et après un mois les glandes du cou sont diminuées de moitié, l'oppression est moindre, l'expectoration devient plus facile, moins odorante, et diminue de quantité. Suite de la négligence de la garde, les frictions n'ayant point été faites pendant dix à douze jours, le mieux est interrompu, la toux s'accroît; les urines, qui étaient devenues plus abondantes, deviennent rares et se colorent; le dévoiement même reparaît; ayant découvert la cause de ces nouveaux accidents, on revient aux frictions, on double les doses, et un mois après l'enfant avait presque recouvré sa santé première; seulement, il restait encore quelques petites glandules au cou et autour de l'arcade crurale, et une légère tension du ventre. Il quitte mon établissement dans le cours d'octobre 1823, pour retourner à Naples, où il jouit aujourd'hui de la plus brillante santé.

M. Sc., âgé de 25 ans, d'une constitution très-irritable, d'un tempérament sanguin et nerveux, est atteint, dans le cours de l'année 1822, d'une toux sèche et fréquente, d'affections catarrhales d'abord plus ou moins négligées. Au commencement de 1823, la toux devient plus opiniâtre; une expectoration sanguine et un point de côté surviennent. On saigne le malade; on lui pose douze à quinze sangsues sur la poitrine; il prend des boissons mucilagineuses, un vésicatoire est appliqué au bras; il observe une diète très-sévère, la chaleur et la fièvre étant assez vives. Malgré cette méthode très-rationnelle, les accidents persévèrent; il survient des redoublements fébriles, tous les soirs la toux devient plus fréquente; l'expectoration est mêlée de quelques stries de sang, et l'oppression augmente. Vu l'opiniâtreté et la gravité de la maladie, M. Laënnec est consulté. Il juge l'affection sérieuse, et conseille un voyage au Mont-d'Or, dès que les phénomènes fébriles seront modérés. Le malade part peu de jours après; mais, dès son arrivée, il éprouve quelques accidents et se décide à quitter les eaux, le septième ou huitième jour, d'après les avis de M. Bertrand, médecin.

Quinze jours après son retour à Paris, il se rend à Auteuil, dans mon établissement. Sa toux est fréquente, le matin et le soir particulièrement; un mouvement fébrile se remarque toutes les nuits, et se termine le matin par des sueurs partielles du cou et de la poitrine. L'expectoration est abondante, purulente et grisâtre : la respiration est gênée en marchant, surtout en montant; mais elle reste naturelle dans l'état de repos. La poitrine percutée dans ses régions supérieures résonne très-bien ; dans la région moyenne le son est moins distinct, sans être mat cependant.

Le pectoriloque appliqué sur les différents points nous donne les mêmes résultats, c'est-à-dire, l'air est plus difficilement entendu vers la région moyenne de la poitrine, surtout du côté gauche.

Pendant les huit ou dix premiers jours, le malade prend exclusivement des boissons douces, pectorales, coupées avec un peu de lait, et une cuillerée à bouche d'un sirop sédatif, le soir en se couchant. Après ce court espace de temps que je consacre le plus habituellement à l'observation, afin de bien juger du caractère et du degré des maladies chroniques, dont je m'occupe très-particulièrement dans mon établissement, je reconnus une affection éminemment tuberculeuse, qui me parut de nature à pouvoir être guérie ou enrayée dans sa marche. Alors, pour détruire l'inflammation qui existait dans le tissu pulmonaire, je mis des cataplasmes plusieurs jours sur la poitrine, antérieurement et postérieurement ; je fis en outre, sur la région la moins sonore, qui avait été le siége de la douleur, dans l'intervalle des côtes, plusieurs applications de potasse caustique, qui déterminèrent des escarres plus que lenticulaires. Lors de leur chute, une suppuration assez abondante s'établit et dura cinq à six semaines, des cautérisations ayant été renouvelées chaque jour ; le malade se promène durant plusieurs heures dans le jardin ou dans le bois de Boulogne, et joue beaucoup au billard ; les boissons sont les mêmes que ci-dessus ; ses aliments se composent de viandes rôties, de fécules et d'œufs au lait.

Insensiblement tous les accidents décrits plus haut se sont dissipés ; la respiration est devenue plus libre, l'expectoration plus facile et de meilleure nature, la marche et la course plus aisées. Enfin, après quatre mois de séjour, le malade est retourné chez lui dans l'état le plus satisfaisant ; seulement une légère expectoration existait encore le matin. Ne considérant pas la guérison comme complète, et appréhendant une rechute, si le malade se livrait à ses occupations habituelles et surtout s'il restait à Paris, je lui donnai, mais en vain, le conseil de voyager dans les régions méridionales, afin de se préserver surtout de nouvelles affections catarrhales : il reste. Il passe très-bien l'hiver et une partie de l'été ; mais aux approches de l'automne de 1824, à la suite de refroidissements et de

courses forcées à pied et dans une atmosphère chargée
de poussière, il éprouve un nouveau point de côté.
Consulté, je fais appliquer quelques sangsues, un cataplasme, et je répète les applications de potasse caustique. Le malade revient à ma campagne, et, après deux
mois de séjour, retourne chez lui dans un état aussi
satisfaisant que l'année précédente; ayant toujours,
cependant, une légère expectoration.

Cette observation nous offre une affection tuberculeuse bien caractérisée, qui a été évidemment enrayée dans sa marche. Les tubercules sont-ils résolus
et passés à l'état cartilagineux ? La facilité avec laquelle le malade respire aujourd'hui nous porte
à croire que leur nombre est réduit, qu'ils ont pu diminuer de volume, et se transformer en cartilages.
Nous sommes de même portés à croire qu'un des
tubercules peut avoir suppuré, et que le kyste qui
l'enveloppait sécrète la matière purulente que le malade n'a cessé de cracher depuis deux ans, et qu'il ex-
pectore encore aujourd'hui (mars 1825).

Le malade étant d'une constitution sanguine et
nullement lymphatique, il n'a pris exclusivement que
des boissons douces, mucilagineuses, du laitage, et
s'est plus particulièrement nourri de viandes blanches, d'un peu de mouton rôti, de fécules, de fruits
doux, de crèmes cuites et aromatisées. Si le malade
ût été d'une constitution lymphatique, menacé ou
atteint de scrofules, nous l'aurions soumis à un
régime plus actif; nous aurions employé quelques
amers, mariés aux boissons féculentes; nous aurions

eu recours aux différents résolutifs intérieurement, et extérieurement : mais, dans un tel cas, il ne fallait ni stimulants, ni débilitants. Ce dernier régime aurait occasioné les plus graves accidents; en affaiblissant le malade, il aurait nui à la résolution des tubercules, leur transformation en cartilages devant être toujours une opération lente; ou, s'il n'existe pas de tubercules, et qu'il y ait un foyer purulent, un kyste tuberculeux en suppuration avec trajet fistuleux s'ouvrant dans les bronches, le régime débilitant eût infailliblement troublé la sécrétion du pus. Je le redirait toujours; ce ne sera jamais en privant l'économie de tous les moyens de réaction que vous la rendrez à l'état normal. La cicatrisation de tels ulcères ne pouvant s'opérer que très-lentement, il faut procéder de même. Il faut éviter surtout de troubler les sécrétions pathologiques; une saignée faite à l'instant d'une sueur critique, lorsque la petite-vérole, par exemple, est en suppuration, peut coûter la vie au malade, comme j'en ai cité un exemple dans mon *Mémoire sur les fièvres*, les boutons chez le malade s'étant affaissés et ayant noirci, immédiatement après une hémorragie abondante. Il en est de même dans les plaies ou fistules du poumon. Ne troublez jamais la sécrétion du pus : c'est à l'aide d'un bon pus, et très-lentement, que vous pourrez obtenir leur cicatrisation; s'il se corrompt, s'il devient fétide, ichoreux, il irrite les parties qu'il touche, il les altère, et amène une fièvre lente colliquative, bientôt suivie de la mort. Je le répéterai sans cesse : ce ne sera jamais en plastronnant de sangsues les phthisiques que vous cicatriserez leurs plaies et que la résolution des tubercules s'opérera.

En général, dans les maladies chroniques soyons avares du sang, et procédons toujours lentement. Plus un mal a mis de temps à se développer, plus il en faut à la nature pour s'en délivrer. L'organe atteint d'une lésion ancienne ne saurait instantanément passer de l'état pathologique à l'état normal.

Le phthisique ne doit être considéré comme incurable que vers la fin du second degré, lorsqu'il approche du dernier. Alors la voix s'altère plus sensiblement, les digestions se font mal; les aliments, imparfaitement digérés, excitent la muqueuse gastrique et occasionent des diarrhées; les accès de toux provoquent les vomissements; à ces symptômes se joint la fièvre lente; cette fièvre, peu sensible d'abord, règne principalement dans l'après-midi et la nuit; dans les premiers temps, elle est accompagnée d'une douce chaleur, elle n'offre que des symptômes bénins; mais peu à peu elle prend plus d'intensité, plus de force; la chaleur augmente, le pouls devient plus fréquent et plus petit; les sueurs couvrent la poitrine après les accès et le sommeil, la peau des autres parties du corps est sèche et brûlante. L'expectoration devient plus vicieuse, plus considérable, mêlée d'une plus grande quantité de sang, quelquefois d'un rouge vif, et d'autres fois noir; les urines deviennent rares et colorées; la respiration est de plus en plus fréquente et très-gênée; le pouls devient plus petit, plus fréquent, le sang ne pouvant parcourir toutes les ramifications bronchiques, et le cœur se trouvant irrité par la présence de l'ulcère dans le poumon. Insensiblement, la fièvre, si faible à son origine, prend plus de force, son type est ordinairement quotidien et double quotidien. Son intensité est proportionnée à l'étendue et au nombre des ulcères, elle est bientôt continue. Dans cette fièvre les malades n'éprouvent des exacerbations que vers le soir, ou après le repos. Elle est si peu sensible dans son principe, comme je viens de le dire, que les malades, trompés par un calme apparent, s'en croient exempts vers le milieu de la journée ; mais le médecin ne peut s'y méprendre, le pouls étant plus vif, plus fréquent, la chaleur plus forte que dans l'état ordinaire, et la force apparente du malade se trouvant bientôt épuisée par le plus petit exercice. Les paroxismes d'une telle fièvre, qui commencent le plus souvent par le froid ou le frisson, sont suivis de chaleur et de sueurs. Quoiqu'elle ait quelque chose du caractère des fièvres intermittentes, ses redoublements ne sont pas d'une durée aussi longue que ceux de l'intermittente simple ; pendant leur durée les différentes fonctions sont troublées, la respiration est plus fréquente ; la transpiration, pour ainsi dire nulle, ne se manifeste plus que sur la poitrine, et vers la fin de l'accès ; dans toutes les parties où elle n'existe pas, la peau est sèche, brûlante, comme terreuse. Le dérangement de toutes ces fonctions a une action très-marquée sur le *sensorium commune*. Le malade perd sa gaieté; une légère mélancolie, une grande irritabilité s'emparent de lui; vivement ému par les objets extérieurs, il reçoit avec force les impressions qu'ils lui communiquent. Les images de la volupté le pénètrent d'un charme empoisonné, elles ébranlent ses organes, elles le portent souvent à rechercher le plaisir dangereux qui trompe la nature et qui précipite sa fin. Si à ces symptômes, qui appartiennent au deuxième degré de la phthisie, je joins ceux du troisième, j'aurai donné une esquisse des derniers momens du phthisique. La maigreur, déjà bien frappante dans les deux derniers degrés, devient tout-à-fait hideuse dans le dernier : ses yeux s'enfoncent dans les orbites et perdent leur éclat, sa vue s'affaiblit, ses tempes se creusent, les pommettes se prononcent, son nez s'amincit, sa peau délicate se fane, se dessèche et se charge de rides anticipées. Toutes les parties de son corps éprouvent les mêmes changements; dans toutes on voit les ravages cruels qu'exerce une fièvre lente et continue. Une chaleur âcre et brûlante, une diarrhée opiniâtre, des salivations et des sueurs abondantes, une faiblesse excessive, sont le résultat inévitable de semblables altérations; le malade n'est plus qu'une ombre qui s'efface, qu'un spectre ambulant qui réclame le tombeau. Loin de réparer les forces qui lui manquent, le sommeil lui refuse son secours bienfaisant et fuit sa paupière appesantie. Sa voix même se ressent de cette faiblesse, elle est grêle et cassée; l'air qu'il a respiré, les excréments qu'il chasse sont fétides, et annoncent sa destruction prochaine.

Son pouls devient plus petit, plus fréquent; sa poitrine se couvre d'une sueur gluante; ses poumons détruits en partie, s'embarrassent de plus en plus, ils ne peuvent plus exercer leurs fonctions, et c'est dans cet état que la mort s'empare du malheureux phthisique, après qu'il a passé par tous les degrés de l'épuisement.

Une chose bien remarquable dans les effets de cette maladie, c'est que le moral, quoique sensiblement affecté, n'éprouve pas à beaucoup près tout l'affaiblissement du physique. Enfin dans la plupart des autres maladies, l'homme, jaloux de sa conservation, s'alarme facilement de son état; loin de se dissimuler les dangers qui le menacent, il les pressent, il les compte, et souvent son imagination troublée les grossit et les exagère. Dans la phthisie, au contraire, il s'abuse, il s'entoure d'illusions; une pente insensible le conduit à sa fin, et devant sa tombe qu'il n'aperçoit point, il porte ses regards au-delà, dans un avenir qui n'est pas pour lui. L'espérance, ce dernier refuge des malheureux, lui sourit jusqu'au dernier moment et le rattache à la vie; il forme les plus riants projets; ses amis s'affligent, sa famille le pleure, lui seul se flatte d'une guérison prochaine.

> Pour former vingt projets il cherche sa pensée.....
> L'espoir soulève encor sa poitrine oppressée......
> Il croit vivre, et, trompé par son dernier effort,
> Rêve encor le bonheur dans les bras de la mort.
>
> (PETIT, de Lyon.)

FIN.